I0757296

Brigitte Goldbach

Echte Heilung

natürlich, einfach, genial

oder

Wie Alles mit Allem funktioniert

Basierend auf ihrer praktischen Erfahrung schreibt Brigitte Goldbach dieses wundervolle Buch für alle, die mehr über Gesundheit und echte Heilung wissen wollen.

Sie erkennt die unglaublichsten Zusammenhänge von Ursache und Wirkung. Fiebern Sie mit, wie das geniale Immunsystem den kranken Körper repariert.

Mit dem neuen Wissen über die wirklichen Ursachen von Krankheiten und Schmerzen gelingt jedem der Durchbruch zur Heilung.

Dieses Buch ist ganz sicher ein Meilenstein, auch für die Forschung. Tierversuche könnten drastisch reduziert werden.

Inhalt

Der Zufall führte Brigitte Goldbach zu ihren empirisch gewonnenen Erkenntnissen

- Behinderter Junge, halbseitig gelähmt
- Erste Begegnung mit Multipler Sklerose
- Kinesiologie (Lehre vom Muskeltest)
- Karten alleine sind tote Gegenstände
- MS meiner Schwägerin
- MS auf den Grund gehen
- Abgenutzte Knie schon mit 13 Jahren
- Asthma und beide Nasenseiten zu
- Asthma Krankenschwester
- Allergie Nachbar
- Allergie eines Jungen
- Eine ältere Dame mit Ohrgeräuschen
- Ein Mädchen mit Blutkrebs
- Ein Mann mit Blutkrebs
- Wie eine Frau im Park geheilt wurde
- Akupunktur der besonderen Art
- Herzrhythmusstörungen
- Herzprobleme
- Eine Frau klingelt an meiner Tür
- Loch in der Pobacke
- Loch hinterm Ohr
- Magenprobleme einer Frau
- Magenprobleme eines jungen Mannes
- Das zuckende Auge.
- Der dumme Kopf
- Schmerzen im linken Bein
- Unerklärbare Schmerzen einer Frau
- Genveränderung deformierter Schädel
- Genveränderung sechste Zehe
- Genveränderung dritte Niere
- Offener Rücken und das Löchel

Echte Heilung

Häuser definieren sich über Türen, Dach, Fenster und vieles mehr, sie gleichen sich nur im Kern.

Jeder Schmerz, jede Krankheit, so auch jede Krebsart verhält sich bei jedem Menschen anders, sie gleichen sich nur im Kern und sind doch ganz individuell.
Das wirft Fragen nach Gemeinsamkeiten auf.

Frau Goldbach deckt Gemeinsamkeiten und auch individuelle Faktoren, die für fast jeden Schmerz, fast jede Krankheit, wie auch für fast jeden Krebs verantwortlich sind, auf.

Fast alle Probleme, die nach der Geburt auftraten, können auf „körpereigene Werkseinstellung" zurückgesetzt werden. Natürlich außer abgehackten Finger oder der Gleichen.

Der Körper akzeptiert gelegte Bypässe wie auch meist künstliche Gelenke oder sogar abnehmbare künstliche Gliedmaßen, als seine Eigenen. Von den Bypässen (ein Mann hatte schon drei davon) erzählen die Hilfesuchenden meist während oder erst nach einer Behandlung. Welches Problem der Körper zuerst behandelt, entscheidet das Immunsystem selbstständig.

Jeder Erwachsene hörte schon von dem „Immunsystem". Ich bezeichne es als das „Große Immunsystem". Jedes „Große" beinhaltet wieder mehrere „Kleine". Die „Master-Therapie" ist eine Kombination der besten Therapien wie Akupunktur,

Yoga, Tibeter, Neuraltherapie (Neuraltherapeuten injizieren in Narben), sowie Reflexzonen (Hände und Füße), die Kinesiologie (Muskeltest), und der Faszien (Bindegewebe). Sie wirkt auf den gesamten Körper.

Die Akupunkturlinien (Akupunkturmeridiane) verlaufen auf der Oberfläche des Körpers meist längs. Verstopft ein querliegender Baumstamm einen kleinen Bach, nimmt das Wasser eine andere Richtung. Die Vegetation hinter dem Baumstamm oder anderen Hindernissen, ändert sich mit der Zeit. Sind mehrere Bäche (Meridiane) verstopft, kommt es an einer anderen Stelle, wie an einem Fluss zu einer Überschwemmung (Schmerz).

Nun gibt es für alle möglichen Organe Akupunkturlinien, Fuß- und auch Handreflexzonen. Ich bezeichne sie als die „kleinen Immunsysteme". So hat jedes Organ sein eigenes „kleines Immunsystem", die Akupunkturmeridiane.
Sind mehrere dieser Meridiane verletzt worden, repariert das große Immunsystem nur noch abgeschwächt und es kann zu Schmerzen oder anderen Problemen kommen.

Der Akupunkteur setzt seine Nadeln nach seinem Wissen der Akupunkturmeridiane. Bei Asthma wird der Lungenmeridian akupunktiert. Dieser verläuft vom Daumen über die Ellenbeuge zur Lunge. Der Arzt oder Heilpraktiker weiß nichts von dem großen Bluterguss vom Blutziehen (in der Armbeuge) vor vielen Jahren oder länger, der wahrscheinlich Asthma verursachte. Für Asthma kommen natürlich auch andere Ursachen in Frage wie in der Kindheit oder später durchgemachte Lungenentzündung und mehr.

Klagt der Mensch über Blutkrebs (Leukämie), kommt wahrscheinlich ein großer, aber sehr alter Bluterguss als Ursache in Frage. Bei akuter Leukämie wahrscheinlich auch ein frischer Bluterguss. Die Nabelschnur, die den Körper vor vielen Jahren abschnürte und blau anlaufen ließ, oder ein riesiger Bluterguss vom Pferdebiss in der Kinderzeit. Alles speichert der Körper über viele Jahre und immer im Zusammenhang mit anderen Verletzungen und nach Veranlagung.

Manchmal sagt der Arzt dem Patienten, er möge mit dem „Trinken" aufhören, seine Cholesterinwerte sind sehr hoch. Der Patient wundert sich. Die letzten 20 Jahre ernährte er sich gesund, trank keinen Tropfen Alkohol, nimmt keine Medikamente.

Verantwortlich dafür ist mindestens eine Verletzung auf den dazugehörigen Meridianen oder Reflexzonen, hier der Lebermeridian. Von der rechten großen Zehe führt er über die Innenseite Unterschenkel, über den „Herr des Blutes", hoch zur Leber. Das ist ein besonderer Punkt in der Akupunktur, ungefähr eine Handbreit über dem Fußgelenk. Dort erfolgen meist Verbrennungen vom Auspuff.

Ohne Kenntnisse einer alten Verletzung setzt der Heilpraktiker seine Nadeln nach seinem Wissen von den Meridianen. Setzt er zum Beispiel, zwei Nadeln (Plus- und Minuspol) über eine uralte Verletzung, so nehmen diese Nadeln wellenartig unter und über der Haut „Verbindung" auf. Das erinnert an Nikola Tesla. Damit überbrücken sie die schlecht durchblutete „Narbe" wie: **„Nicht mehr sichtbare Verletzungen".**

Darunter zählen zum Beispiel „abgeheilte", nicht mehr sichtbare Blutergüsse, Erfrierungen oder Verbrennungen. Diese werden leider nicht als Narben betrachtet und einfach vergessen. Auch Gehirnerschütterungen, Verrenkungen, Verstauchungen, Knochenbrüche, Quetschungen oder andere Verletzungen wie innere Blutungen sind nicht mehr sichtbar, richten meist erheblichen Schaden an.

Verbrennungen vom Auspuff hinterlassen meist „nur" einen rosa Fleck. Bei multipler Sklerose befindet sich dieser meist an der anderen, wie die „kranke" Seite. Dadurch sieht niemand einen Zusammenhang.
Verhält sich eine Krankheit „A-typisch", könnte viele Jahre vor der Erkrankung eine Blutvergiftung gewesen sein.

Erfrierungen erfolgen vorwiegend an den Zehen, aber auch an den Händen. Die Krankheit Morbus Parkinson (Schüttellähmung) würden die Ärzte niemals in Verbindung mit den Zehen bringen. In den Fußreflexzonen sind die Zehen verantwortlich für den Kopf. Die großen Zehen rechts und links stehen für den Kopf insgesamt. Die kleinen Zehen stehen für alles wie Augen, Ohren, Zähne. Das Schlafzentrum liegt nicht nur im Kopf, es liegt tatsächlich in den großen Zehen.

Verbrennungen mit Strom bringen meist später unwillkürliches Zucken am Auge oder Ähnlichem. Je nach Art und Schwere der Verbrennung der Hand (zum Beispiel von heißem Metall oder auch von elektrischem Strom), könnte das „Tourette", auch „Tic" genannt, kommen. Die Menschen mit diesem Syndrom, zucken, schimpfen oder reden unwillkürlich, also ohne, dass sie das selber wollen. Auch Verbrennungen an den Füßen (Fußreflexzonen) können Krankheiten und Schmerzen verursachen.

Die schlimmsten "Narben" sind die mit Vereiterungen wie Mittelohrvereiterungen oder der Gleichen. Macht zum Beispiel das rechte Ohr im „Alter" Beschwerden, dann könnte auch eine Mittelohrvereiterung des linken Ohres, in der Kindheit, Jugend oder später als eine verdächtige Ursache in Frage kommen. Selbst diese hat ihre eigene Ursache. Sie folgt meist nach einer blutigen Verletzung am Haarteil, meist oberhalb des Ohres. Am Haarteil eitert es meist nicht.

Eiter fließt, wie andere Flüssigkeiten, nach unten ab. Über den Energiekreislauf fließt alles links runter und rechts wieder rauf. Stirnhöhlenvereiterungen sind wie Narben anzusehen. Die bringen später, meist auch wie blaue Flecke vom Blutziehen in der Armbeuge, wo der Lungenmeridian der Akupunktur liegt, Asthma oder Allergien. Der Mensch atmet durch die Nase und eine Narbe verhält sich wie eine Tür. Wo keine Narbe war, ist wie eine Wand, durch diese dringen keine Pollen ein.

Eine ehemalige Arbeitskollegin erzählte mir, sie baute Kamille an, bekam eitrigen Schnupfen und ihr Rheuma verschwand.
Das heißt, sie atmet die heilende Kamille ein, die bis in die Lunge dringt. Damit löst der Körper aus den Lungen,

verkapselten Eiter auf, welches eine entscheidende
Komponente von Krebs und Rheuma ist.
Nach Operationen verbleibt meist Eiter im Körper. Über
Gaben von Penicillin löst sich Eiter nicht auf, sondern
„verklumpt".
Eine gute Therapie löst mindestens eine Komponente (Eiter)
und damit den Krebs auf.

Der Energiekreislauf
Energie fließt immer links runter

 Fangen wir von der linken Kopfseite an, dann fließt Energie
links runter über die linke Seite der Halswirbelsäule, in den
linken Arm bis in die Fingerspitzen. Zurück über den linken
Arm in die linke Brustwirbelsäule, runter in die
Lendenwirbelsäule links. Über die linke Hüfte, runter ins linke
Bein bis in alle Zehenspitzen. Zurück über Kreuzbein und
zum Steiß.

Hier erfolgt die Umkehr nach rechts und zum Kreuzbein.
Dann runter ins rechte Bein bis Zehenspitzen, zurück über
die rechte Hüfte und Lendenwirbel. Dann geht es rechts hoch
in die rechte Seite Brustwirbelsäule zum rechten Arm bis in
die Fingerspitzen. Danach hoch zur Halswirbelsäule und in
den Kopf rechts. Im Kopf, genauer im Atlas, erfolgt die
Umkehr, diesmal nach links. Dann erst ist eine Runde um.

Der Körper ordnet jedem Wirbel der Wirbelsäule seine
Organe und Gelenke zu. Wie eine Spirale schlängelt sich die
Energie vom zuständigen Wirbel der jeweiligen Seite der

Wirbelsäule, in das zuständige Organ. Demnach ist die linke Seite der Wirbelsäule positiv und die rechte Seite negativ.

Die eingeatmete Luft bringt Sauerstoff in beide Lungen (ein kleiner Kreislauf).
Hier steckt ein Rätsel der Physik drin. Wie bei dem Luftschlauch mit einem „Wirbelrohr", in das normale kalte Luft gelangt, kommt durch „Verwirbelung" (Wirbelfelder) warme Luft (hinten) heraus.

Der menschliche Körper hat mehrere Systeme und Kreisläufe, die das Leben ermöglichen. Darunter zählen die Atmung, die Verdauung und die Bewegung. Nur alle zusammen erzeugen Energie zum Leben.
Bewegung ist Energie, sie entsteht zum Beispiel durch „verwirbeltes" Wasser (Viktor Schauberger). Er nahm die spiralförmig gedrehten Hörner des „großen Kudu" (Afrikanische Antilopenart) zum Vorbild. Das verwirbelte Wasser bringt Energie (Bewegungs- oder kinetische Energie).
Bilder vom großen Körperkreislauf und der Meeresströmung, ähneln sich verblüffend. Demnach stellt der Indische Ozean bis zum Roten Meer das Herz dar. Wo der Kopf und wo der Steiß der Meeresströmung zu finden ist, wage ich nicht zu sagen.

So wie der Mensch von Narben und anderen Verletzungen über viele Jahre und Runde für Runde krank wurde, links runter und rechts wieder rauf, so wird er auch gesund. Daher schmerzt der linke Arm überwiegend bei Problemen vom

Oberkörper, der rechte Arm ist überwiegend für den Unterkörper zuständig.

Nehmen wir zum Beispiel eine wulstige Blinddarmnarbe. Diese blockiert über viele Jahre die Energiezufuhr vom Bauch in die Lendenwirbelsäule und ins rechte Bein. Das könnte man vergleichen mit einem Bach, der sich allmählich zusetzt mit Geröll. Über viele Jahre blockiert oder schmerzt dann der rechte Arm. Der verhält sich wie ein Filter. Erlebte dieser, viele Jahre vorher eine Verrenkung oder der Gleichen, wird massiert, injiziert oder eingerenkt, wird diese „Kreuzung" zufällig frei. Das könnte Halswirbel- oder Kopfschmerzen verursachen.

Sollten die Kopfschmerzen (Symptome) irgendwie weggebracht werden, geht es in den linken Arm. Dort vernetzen sich eventuelle Narben am linken Arm, die dann Probleme am Herz machen könnten. Jeder Arzt ordnet gleichzeitige Schmerzen im rechten Bein und im linken Arm einem nahenden Herzinfarkt zu.
Falls beide Arme (meist Schultern) schmerzen, blockiert die Brustwirbelsäule. Diese Blockade verursacht Probleme mit dem Magen, Kreislauf und Herz ohne Befund. Kriecht die Blockade von beiden Beinen gleichzeitig hoch zur Brustwirbelsäule, sollte erst eine Einrichtung an der Brustwirbelsäule und Halswirbelsäule über die Arme erfolgen. Meist im Zusammenhang durch dehnen der Faszien (Bindegewebe). Ist diese Blockade beseitigt, erfolgt der Energiekreislauf wie oben beschrieben.

Zur Erinnerung: Der linke Arm steht in erster Instanz für den Oberkörper, der rechte Arm für den Unterkörper. Über Bewegungen der Arme befreit sich diese Kreuzung zum Kopf.

Energie dringt tief in alte Narben ein und repariert den Körper. Mit Bewegungsübungen, über dehnen der Faszien, repariert der Körper erst grob, später tiefer bis in die Zelle und den Zellkern. Damit funktioniert der Körper wieder auf „Werkseinstellung".

Warum Verletzungen Krankheiten verursachen.

Körperöffnungen

Bakterien gelangen durch Körperöffnungen in den Körper. Ob von einer normalen schmutzigen Wunde, Hundebiss oder AIDS. In allen Fällen dringen Bakterien oder Viren in den Körperkreislauf. Eine verschmutzte Wunde wehrt sich mit Eiter.

AIDS überträgt sich über das Blut.

Mit einem Zeckenbiss oder Hundebiss gelangt tierischer Speichel in die Wunde. Dieser verändert die DNA des Menschen (zum Beispiel bei ALS). Impfungen gegen Krankheiten bewirken meist positive Effekte.

Bei Schlangenbissen kommt es auf die Art von Gift der Schlange und auf die gebissene Stelle im Körper, an. Der Energiekreislauf funktioniert immer links herunter und rechts wieder rauf. Beißt eine Schlange in das linke Bein, könnte Rettung erfolgen.

Beißt die Schlange in die rechte Hand, gelangt das Gift zuerst ins Gehirn. Beißt sie in die linke Hand, greift es das Herz an.

Geschlossene Verletzungen

Bei Blutkrebs dringen meist keine Bakterien in den Körper. Dennoch verantwortet Blut diese Krankheit. Meist verursachen Treppenstürze, innere Blutungen (meist nach OP), Quetschung der Wirbelsäule, zum Beispiel von der Tür der Straßenbahn blaue Flecke(Hämatome). Auch Pferdetritte oder andere Verletzungen können Ursachen sein. Nicht selten bekommt der Mensch vom Blutziehen richtig blaue Flecke. Dabei steht der linke Arm für den Oberkörper. Die Punkte des Blutziehens sind auf dem Lungenmeridian der Akupunktur, meist in der Ellenbeuge.

Vorhandene Veranlagung zu Asthma oder Blutkrebs, kann dadurch ins „Rollen" kommen. Alles braucht zwanzig, vierzig oder sechzig Jahre von der Verletzung bis zum Ausbruch von Schmerzen oder Krankheit. Bei Kindern rechnet man nur das doppelte Alter von der Verletzung zum Ausbruch. Zweimal die gleiche Verletzung, auch wenn diese, viele Jahre auseinander liegen, ist doppelt so schlimm.
Haben Kinder Blutkrebs (Leukämie), dann sind diese meist wegen Sauerstoffmangel „blau" geboren oder die Veranlagung zu Leukämie. Manchmal kommt ein Sturz als Baby vom Tisch in Frage.

Bei allen aufgeführten Beispielen spielt natürlich die Veranlagung, aber immer die Zeit eine wesentliche Rolle.

Jede Verletzung heilt sichtbar oberflächlich, meist innerhalb von drei Wochen. Während dieser Zeit speichert sie sich, Runde für Runde im Gehirn.

Die meisten Verletzungen erfolgen an Händen und Füßen, gefolgt von Operationsnarben, die wiederum Folgen von diesen sein können.

Der Mensch wird mit einem feststehenden Programm geboren. In der Computersprache ist es das „BIOS". Im Laufe der Kindheit und Jugend erlebt der Mensch die meisten Verletzungen, die auch verantwortlich sein können für später auftretende Krankheiten und Schmerzen, je nach der Veranlagung. Die späteren Verletzungen machen nur das „Kraut fett".

Diese angeblich „geheilten" Verletzungen lagern in einem „Störprogramm" im Gehirn. Ist dieses nach vielen Jahren voll, sprich: „Das Immunsystem ist runter", dockt das Störprogramm an dem feststehenden Programm an und entfaltet Schmerzen oder andere Probleme. Bei erwachsenen Menschen verändern sich im Laufe von zwanzig Jahren die zugehörigen Gene. Eine „entscheidende" Verletzung als Kind verändert meist die Gene schon im doppelten Kindesalter.

Könige, Priester, Politiker, Lehrer, Wissenschaftler und Büroangestellte werden verhältnismäßig alt, weil diese, nur wenige Verletzungen im Leben durchmachten, im Gegensatz zu Bauarbeitern, die entweder sehr krank werden, oder nicht mal die Rente erreichen.

Autobahn und Wirbelsäule

Vergleichen wir die Wirbelsäule mit einer großen Autobahn und die Wirbel mit ihren Abfahrten. Jeder einzelne Wirbel verantwortet den Zugang zu den jeweiligen Organen. Baustellen und Umleitungen führen zu Staus. Eine ausgebesserte Autobahn oder andere Straße verliert ihre "eigentliche" Struktur. Regen und andere Störungen greifen meist zuerst die ausgebesserten Stellen an.
Genauso behindern Narben und andere Verletzungen, nicht nur der Wirbelsäule, den Energiefluss zu den jeweiligen Organen. Ob Wirbelsäule oder Autobahn, beide funktionieren wie oben beschrieben, links runter und rechts rauf.

Alles hat zu Allem Beziehung

Unter dem Haarteil, hinter der Stirn liegt das Gehirn. Die Stirn hat große Beziehungen zum Bauch, dieser wieder zu den Handinnenflächen. Wir haben zwei Handinnenflächen, aber auch zwei Gehirnhälften. Das Kinn pflegt große Beziehungen zum Steiß, natürlich auch zu Kopf und zur Halswirbelsäule.

In den Ohren liegt noch mal der ganze Körper. Hier gibt es die Ohrakupunktur. Man hat zwei Ohren und zwei Gehirnhälften. Die Form der Ohren sehen den Nieren, die wieder den Füßen sehr ähnlich.
Die Wangen rechts und links pflegen große Beziehungen zu den Brüsten, die Wangenknochen zu den Rippen.

Die Nase verkörpert die Wirbelsäule.
Die Nebenhöhlen pflegen große Verbindungen zu
Fingerspitzen und Lunge.
Die Lippen stehen für das Herz.
Die Augen haben große Verbindung zum Thalamus im
Gehirn.
Das Kinn steht für den Steiß.
Der gesamte Kiefer pflegt große Verbindung zum gesamten
Becken.
Der Unterkiefer(Gelenke) zu den Hüften, der Oberkiefer
(rechts und links) zu den Schultern rechts und links.
Die meisten Menschen haben 32 Zähne, die pflegen ganz
große Verbindung zu den meist 32 Wirbeln. Das sind: 7 HW,
12 BW, 5 LW. Beim Kreuzbein und Steiß sind jeweils 3-5
zusammengewachsen.

Den Steiß beschreiben die Wissenschaftler als funktionslos.
Das ist ein großer Irrtum. Der Steiß ist verantwortlich für die
Füße. Diese haben große Verbindung zum gesamten Körper.
Die Wirbel schützen das Rückenmark, ähnlich schützen die
Zähne die Zunge. Die Lippen schützen die Zähne.
Die Mundhöhle pflegt große Beziehung zur Bauchhöhle.
Die Kopfhaare haben große Verbindung zu den Nerven im
Rückenmark.

Große und kleine Beziehungen

Nun gibt es große Beziehungen wie Bruder und Schwester
oder kleine Beziehungen wie Cousin und Cousine. Ein Mann
klagte über chronische Knieschmerzen. Nachdem ich alle

seine Narben und andere Verletzungen behandelte,
sprachen seine Knie immer noch nicht an, das wunderte
mich sehr. Ich fragte noch einmal.

Dann erinnerte er sich an eine Schnittverletzung an seinem
rechten Zeigefinger zweites Fingergelenk, die sogar eine
Narbe hinterließ und erfolgreich mit seinem Knie reagierte.
Zuerst mit Schmerzen, dann aber wurden die Schmerzen am
Knie weniger.

Nach der zweiten Behandlung schmerzte das Knie schon viel
weniger, zur dritten Behandlung war der Knieschmerz weg.
Nun schaute ich mir die Hände genauer an.
Wenn das zweite Fingerglied des Zeigefingers eine
Beziehung zum Knie hat, dann könnte der Zeigefinger ein
Bein sein.

Empirisch gewonnene Erkenntnisse

Außer den Handreflexzonen, die wohl jeder kennt, gibt es
noch große Beziehungen zum Beispiel der Finger zu den
Gliedmaßen und Gelenke oder die Handinnenflächen zum
Bauch, die ich entdeckte.

Legen Sie Ihre linke Hand mit der Handinnenfläche auf Ihren
linken Oberschenkel.
Hier zeigt:
- der linke kleine Finger auf den linken Arm;
- der linke Ringfinger auf das linke Bein;

- der linke Mittelfinger pflegt große Verbindung zur
Wirbelsäule;
- Der linke Zeigefinger zeigt auf das rechte Bein;
- Der linke Daumen zeigt auf den rechten Arm;
- Die linke Handinnenfläche ist verantwortlich für den Bauch,
aber auch für eine Gehirnhälfte.
- Der linke Handrücken ist für den Rücken mit Muskulatur
und Nieren verantwortlich.
Umfassen Sie mit Ihrer rechten Hand Ihr linkes Handgelenk,
diese Gelenke rechts und links stehen für die Hüften, die
gedachte Achse zu den Lendenwirbeln, natürlich in erster
Verantwortung zur Halswirbelsäule. Je größer das Gelenk,
umso größer ist der zugehörige Wirbel.

Legen Sie Ihre rechte Hand mit der Handinnenfläche auf
Ihren rechten Oberschenkel.

So zeigt der:
- rechte kleine Finger auf den rechten Arm;
- der Ringfinger zeigt auf das rechte Bein;
- der Mittelfinger auf die Wirbelsäule;
- der Zeigefinger auf das linke Bein;
- der Daumen auf den linken Arm;
- die Handinnenfläche ist zuständig für den Bauch, aber auch
für eine Gehirnhälfte.

Jeder Finger hat wieder seine Fingerglieder, die auch wieder
ihre Beziehungen haben.
Der kleine Finger der linken Hand.
Hier steht der Fingernagel für die Finger der linken Hand;
- das erste Fingergelenk für das linke Handgelenk;

- das zweite Fingergelenk für den linken Ellenbogen, das Gelenk, das in:
- die Handinnenfläche geht, steht für das linke Schultergelenk.
Der Ringfinger der linken Hand.
- die Fingerspitze mit Nagel, steht für die Zehen des linken Fußes;
- das erste Fingergelenk für das Fußgelenk;
- das zweite Fingergelenk ist für das Knie verantwortlich und das Gelenk, was in die Hand hineingeht, steht für die Hüfte.
Die Mittelfinger haben große Beziehungen zur Wirbelsäule, sie haben auch Ihre Einteilung.
- das erste Fingergelenk ist verantwortlich für die Halswirbel, unter dem Fingernagel liegt das Gehirn;
- das zweite Fingerglied steht für die Brustwirbelsäule;
- das Fingerglied was in die Hand hineinragt, steht für Lendenwirbel bis Kreuzbein;
- die Mitte des Handgelenkes steht für den Steiß.
Der Zeigefinger der linken Hand:
- Er ist verantwortlich für das rechte Bein.

So kann man das weiterführen.

In einer Hand liegt der ganze Körper

Eine Hand steht für eine Gehirnhälfte

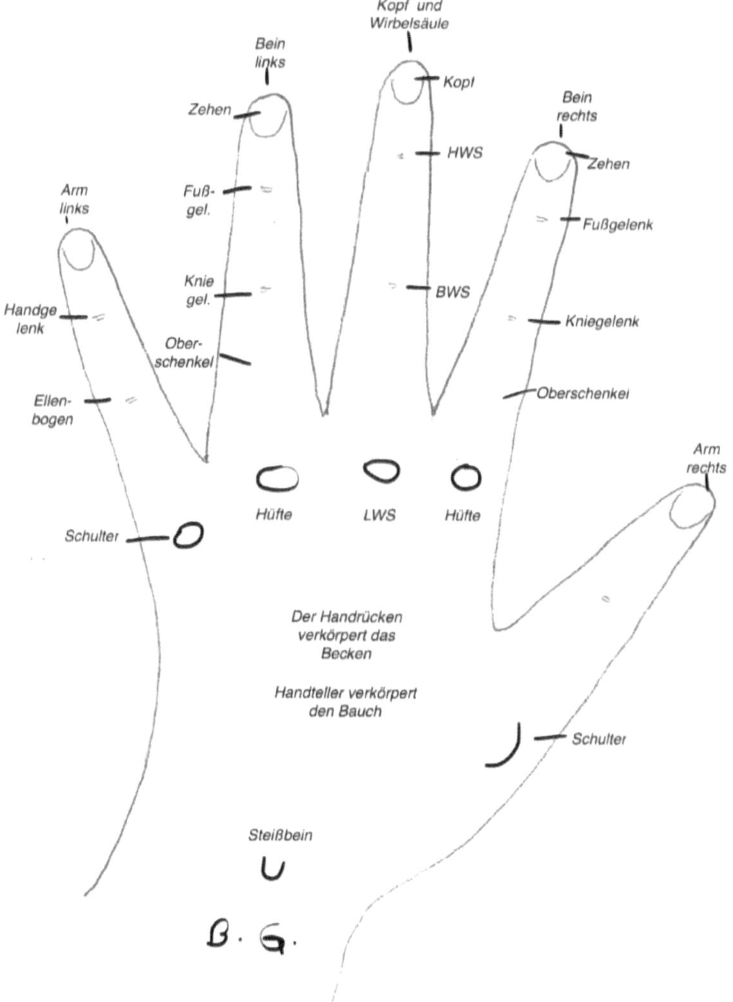
Kopf und
Wirbelsäule
Bein
links
Kopf
Zehen
Bein
rechts
HWS
Arm
links
Fuß-
gel.
Zehen
Handge
lenk
Knie
gel.
Fußgelenk
Ellen-
bogen
Ober-
schenkel
BWS
Kniegelenk
Oberschenkel
Arm
rechts
Schulter
Hüfte
LWS
Hüfte
Der Handrücken
verkörpert das
Becken
Handteller verkörpert
den Bauch
Schulter
Steißbein
B. G.

Unterschied Krankheit oder Unfall:

 Krankheiten wie Diabetes haben Ursachen. Diese wirken sich auf den ganzen Organismus aus.
Ein Patient, dem durch einen Unfall ein Zeh oder mehr abgetrennt wurde, lebt dagegen vergleichsweise wahrscheinlich länger, als ein Patient zum Beispiel mit Diabetes, dem ein Körperteil wegen Krankheit wegoperiert wurde.

Ähnlich wie Diabetes verhalten sich offene Beine. Diese haben Ursachen.
Ärzte verpflanzen Haut auf zum Beispiel „offene Stellen am Bein". Sie wundern sich, wenn der Patient kurze Zeit später stirbt.
Offene Beine haben Ursachen. Diese können tatsächlich überall liegen. Manchmal verletzten sich die Betroffenen viele Jahre vor dem offenen Bein eine seiner großen Zehen. Manchmal sind weggebrachte Warzen Schuld. Das offene Bein ist deshalb offen, damit Flüssigkeit ablaufen kann, es verhält sich wie ein Ventil. Wird über die offene Stelle Haut verpflanzt, kann Flüssigkeit (Lymphe) nicht mehr abfließen und an einer anderen Stelle kommt es zu Problemen.

Wissenschaftler rätseln warum die meisten transplantierten Lungen, Herzen oder andere Organe nach etwa fünf Jahren ihren Dienst versagen. Entweder sterben diese Menschen oder brauchen eine erneute Transplantation.

Mit einer Amputation oder Transplantation wegen einem Unfall kann der Mensch „alt" werden. Bekommt ein Patient wegen einer Krankheit ein neues Herz oder ein anderes Organ, dann hat das den einen Grund:
Die Krankheit breitete sich im ganzen Körper aus.

"Tierversuche könnten drastisch reduziert werden".

Arznei wird wohl immer an Versuchstieren ausprobiert werden müssen. Wissenschaftler wundern sich, warum Arznei an Tierversuchen wirkt und am kranken Menschen nicht genauso.

Wissenschaftler bewiesen eine 98% Übereinstimmung des Erbgutes von Mensch und Maus. Betrachtet man den Aufbau vom Skelett und Organe, ist das gut möglich. Natürlich hat die Maus ähnlich dem Menschen und anderen Säugetieren einen Kopf mit Kiefer, eine Wirbelsäule, Rippen, zwei Arme und zwei Beine, fünf „Finger an jeder Hand" und so weiter.

Ähnlich dem Säugetier besitzt der Zebrafisch (Wirbeltier) viele Gene ähnlich dem Menschen. Als Versuchstier in Laboren ist er beliebt.

Die eierlegende Schlange (Wirbeltier) besitzt zwar einen Kiefer, Wirbelsäule, Bandscheiben und Rippen, aber keine Schultern und Hände, keine Hüften und Beine. Über diesen Unterschied von Genen der Schlange zum Menschen, als Versuchstier weniger geeignet.

Versuchstieren werden Krankheiten injiziert. Später ein Gegenmittel eingespritzt und der Krebs oder anderes löst sich vielleicht sogar beim Tier auf. Beim Menschen entsteht eine Krankheit über viele Jahre. Diese geht von einer Ursache aus und braucht meist 20; 40; oder 60 Jahre bis zum Ausbruch. Falls nur die Symptome behandelt werden, kommt es über fünf Jahre, jedes Jahr, zu neuen Symptomen.

Nun kommt es noch auf den Zeitpunkt der Entdeckung der Krankheit an. Wurde zum Beispiel der Krebs durch Zufall in einem frühen Stadium entdeckt, oder erst nach den Symptomen.

Über meine beschriebenen Erkenntnisse von den Ursachen der Krankheiten, könnten die Wissenschaftler Tierversuche drastisch reduzieren.

Wie ich zu meinen empirischen Erkenntnissen kam

Alles fing mit Betti an

Betti, unsere Dackelhündin schlief so süß auf der Couch. Ich wollte sie streicheln, wollte sie aber auch nicht munter machen. Meine Hände schwebten schon über ihrem Körper, aber was war das? Betti ihre sonst so wunderschönen braunen Augen, sahen jetzt seltsam aus. Erschrocken hob ich den buschigen Dackelschwanz an, aber sie rührte sich nicht. Was habe ich getan? Und dieses eigenartige Gefühl in meinen Händen.

Ich rief ganz erschrocken: "Betti"! Sie schlug ihre unschuldigen Augen auf, als wäre nie etwas geschehen. Damals begriff ich nicht, was passierte. Mit dem seltsamen Gefühl konnte ich auch nichts anfangen. Mehrmals wiederholte ich dieses „Schauspiel" noch vor meiner Freundin Kerstin, die im selben Haus wohnte, es funktionierte.

Nach meinem Lottogewinn kauften wir uns ein Einfamilienhaus. Mein Ehemann Christian, die vier Kinder Kai, Marco, Marika und Marcel und ich wohnten schon ein Vierteljahr in unserem Kamenz-Haus. Nach meinem einsamen Fernsehabend berührte mein Zeigefinger schon den Ausschalter am Fernseher. Die Ansagerin kündigte ein Interview mit der Heilerin aus Jugoslawien an, die mit ihren Händen heilt. Sofort war ich munter, erinnerte mich an das seltsame Gefühl in meinen Händen, als Betti auf der Couch lag.

Im Interview sprach die Frau Hanka von ihrem Sohn. Eine Warze an seinem Arm sollte operiert werden. Sie fasste die Warze manchmal an und beobachtete, ob diese wächst. Als der Termin zur Operation näher rückte, war die Warze verschwunden. Frau Hanka arbeitete in einem Krankenhaus, sie rieb die Rücken der Patienten mit einer Salbe ein. So schnell wie dabei die Schmerzen verschwanden, konnte die Salbe nicht einziehen. Sie begriff, dass sie Heilkräfte besitzt.

Nachdem mein Sohn Kai am Morgen seine Schulbrote einpackte, erinnerte ich mich an das Interview mit der Frau Hanka und das seltsame Gefühl in meinen Händen. Nur eine

gefühlte Minute schob ich meine Hand an den Leberfleck
unter das Kinn von Kai. Zaubern kann ich nicht, das war mir
bewusst, den Leberfleck wird es wohl immer geben. Kai war
von Babyalter an, mit Nasenbluten geplagt. Mir war
aufgefallen, seit einigen Wochen blutete seine Nase nicht
mehr. Als ich ihn daraufhin ansprach, sagte er: „Die blieben
seit Deiner Handbewegung aus".

Der Beweis

Meine Tochter Marika weigerte sich wieder mal, in die
Wanne zusteigen. Ihr Knie brannte vor Schmerz, der von
einem Sturz mit dem Fahrrad herrührte.
Meine Hände schwebten schon über ihrer Wunde. Nach nur
wenigen Minuten schlug sie sich leicht auf ihr Knie. Sie ging
freiwillig baden, das war der beste Beweis, dass ich Heilkraft
habe. Klagten meine Arbeitskolleginnen über
Kopfschmerzen, benutzte ich die Pausen, um sie zu
behandeln, es funktionierte.

Der wissenschaftliche Beweis

In einer „AHA-Sendung" des DDR Fernsehens, sprach
Professor Herrmann in einer Runde mit Wissenschaftlern und
einem Patienten. Dieser wurde angeblich über Energie im
Trafowerk, wo seine Arbeitsstelle war, geheilt. Der Patient
setzte sich daraufhin mit Wissenschaftlern zusammen. Die
konstruierten eine tunnelförmige Röhre. In dieser sollten die
Kranken über Energie geheilt werden. Anhand einer Statistik

war ersichtlich, wie viele Patienten über diese Energie geheilt wurden, wie vielen Patienten die Energie nicht half oder gar schadete. Einer der Wissenschaftler sagte: "Da kann man auch mit einer Untertasse den Patienten heilen".

Entsetzt schrieb ich in einem Brief mit vier Seiten, an den Professor Herrmann: „Meine Heilkraft bilde ich mir nicht ein". Er schickte mir eine Einladung mit der Bitte, in einer „AHA-Sendung" des Fernsehens der DDR, die Heilkraft mit verbundenen Augen messen und testen zu lassen. Gerne folgte ich dieser.

Meine Hände schwebten über dem Arm des Probanden, der sich für diesen Test zur Verfügung stellte. Es bebte in meinen Händen, als ich die entzündete Stelle fand. Damit bestätigte sich die Energie aus meinen Händen.
Schon einen Tag nach Ausstrahlung der Sendung kamen die Menschen aus allen Richtungen, sogar aus Kanada und Spanien. Kopfschmerzen behandelte ich am Kopf, Knieschmerzen am Knie und Rückenschmerzen natürlich am Rücken.

Manchmal kamen Hilfesuchende wieder und klagten: „Ich habe immer noch Kopfschmerzen". Hilflos fing ich an zu fragen: „Seit wann haben Sie denn Ihre Schmerzen?" Die Antwort war meistens: „Seit der... - Operation oder seitdem ...- Unfall". Schmerzen besserten sich auffallend über diese Verletzungen.

Mein damaliger Hausarzt lud mich in seine Praxis ein, er sah diese Sendung. Der Doktor riet mir, niemals den Bauch zu behandeln. Eine Bauchdiagnose ist, selbst für einen Arzt, eine schwere Diagnose.

Mein Sohn Marco klagte an einem Freitag über Bauchschmerzen. Für mich heißt es auch heute noch: "Immer erst zum Arzt!". Die Kinderärztin tastete den Bauch ab, eine Blinddarmentzündung war es anscheinend nicht. Sie tröstete mich mit den Worten: „Sollten die Bauchschmerzen über das Wochenende nicht besser werden, muss der Marco ins Krankenhaus".

Zuhause saß ich, ratlos an dem Bett in dem Marco mit Schmerzen lag. Ich erinnerte mich an die unerklärbaren Bauchschmerzen einer Frau. Ihr behandelte ich erfolgreich die Stirnnarbe. Ich sah die Narbe auf der Stirn von Marco und behandelte diese. Er klagte vom Tage an, nie wieder über Bauchschmerzen.

Was ist das für eine Energie?

Nachdem ich diese Energie in meinen Händen spürte, wollte ich wissen, was das für eine Energie ist und besorgte mir Bücher über Strahlen und Energien. Ultraschall kam meiner Behandlung am nächsten. Legte ich meine Hände auf den oberen Rücken, dann empfanden die Hilfesuchenden meine Hände als sehr warm und angenehm, auch bekamen sie besser Luft. Eine Frau sagte mir, sie spüre meine Hände auf der Brustwirbelsäule. Meine Hände aber waren unten am Steiß. Sie beschrieb das wie folgend: "Ich spüre eine kleine Hand am Steiß. Die kriecht jetzt hoch und, als wenn diese auf der Brustwirbelsäule Klavier spielt". Die Energie kriecht wahrscheinlich wie Strom an die richtige Stelle. Das „Klavierspielen" hörte sich an wie ein Zurechtrücken der Nervenleitungen.

Erstaunliche Ähnlichkeit mit meiner Behandlung

Als ich vom Einkaufen aus der Stadt auf dem Weg zu meiner Bushaltestelle am Kiosk vorbeikam, fiel mir eine Zeitschrift auf, "Heilberufe". Irgendwie musste ich diese haben.

 Unglaublich! Da schrieb jemand von einem Heilgott Asklepios, auch Äskulap genannt, der heilte vor tausenden Jahren, in seinem Tempel Menschen. Stellvertretend für die wassersüchtige Tochter kam die Mutter zu Äskulap. Er schnitt ihr den Kopf ab, drehte sie verkehrt herum, ließ das Wasser herauslaufen, setzte den Kopf wieder drauf und das Mädchen wurde   geheilt.
Diese Ähnlichkeit mit meiner Behandlung war erstaunlich. Natürlich schneide ich niemanden den Kopf ab. Wasser in den Beinen hat tatsächlich, nach meiner Erfahrung, eine entscheidende Ursache in der Halswirbelsäule.

Anfangs behandelte ich auf einer Patientenliege

Behandelte ich auf einem Sessel, kam es vor, dass der Oberkörper sich zur Seite biegen wollte, wegen der Armlehne aber nicht konnte. Daraufhin bot ich einen Stuhl

an, wo sich der Kopf und der Oberkörper in alle Richtung
bewegen konnten.

Nachdem ich mich von Haus und Mann trennte, nahm ich mir
eine Wohnung, behandelte nun in meiner Wohnstube auf der
Couch. Manchmal rutschten die Körper ganz langsam, wie
von einer unsichtbaren Hand geführt, erst der eine Arm, dann
der Oberkörper, bis der ganze Körper, auf dem Teppich lag.
Da dieses mehrmals vorkam, kaufte ich eine Gymnastikmatte
für den Fußboden. Angetrieben von dieser Energie bewegte
sich nun der Körper ganz von selbst auf der Matte und
manchmal auf dem Teppich.
Nachdem ich etwas Erfahrung sammelte, fragte ich schon
am Telefon nach dem Alter, ob künstliche Gelenke oder der
Gleichen eingebaut sind. Dann entscheide ich, ob ich den
Hilfesuchenden behandle.

Zu Anfang frage ich, warum er zu mir kommt, welche
Probleme er hat, nach seiner Vorgeschichte, was er an
Therapien durchlief und was der Arzt sagt. Der
Hilfesuchende sollte vor der Behandlung noch mal die
Toilette aufsuchen.

Während der Behandlung kann es vorkommen, dass er sich
wie angenagelt oder so schwer fühlt, dass er sich nicht
bewegen kann. Selbst wenn er es

versucht, es geht nicht. Es kam schon einmal vor, dass eine
junge Frau auf der Liege ihren Urin nicht halten konnte. Was
ihr absolut sehr peinlich war.

Ein umfassendes Bild bekomme ich über die Fragen nach Operationsnarben oder anderen Verletzungen. Alle Angaben werfe ich theoretisch in einen Topf, ziehe mir die Mitte heraus, die dann wahrscheinlich als eine Ursache in Frage kommt.

Kopfschmerzen Schwesternschülerin

Eine Schwesternschülerin im ersten Lehrjahr kam zu mir wegen schlimmen Kopfschmerzen, seit ihrem zwölften Lebensjahr. Bei der Behandlung saß sie auf dem Stuhl. Natürlich behandelte ich den Kopf. Der zog sich, wie von einem Magneten gezogen, nach rückwärts. Ihre Nase zeigte langsam in Richtung Zimmerdecke. Sie sagte mir, ich solle sie doch nicht an den Haaren ziehen. Ich verneinte, andere Hilfesuchende im Zimmer, konnten das sehen.

Ich erklärte ihr: „Hier arbeiten die „Selbstheilungskräfte". Jeder Mensch wird mit einem "gesunden" Programm geboren. Als Kind und in der Jugend wird der Grundstein für spätere Krankheiten und Schmerzen gelegt, je nach der Veranlagung. Es sind die Narben und andere Verletzungen, die heilen meist innerhalb von drei Wochen oberflächlich. Runde für Runde speichert sich die Narbe im Gehirn, vergleichbar wie Pixel für Pixel ein Bild ergibt. Bei der Behandlung dringt Energie in alte Narben, vergleichbar mit Türen.

Eine frisch gefallene Kastanie gibt noch eine gewisse Zeit Energie ab. Steckt man diese in die rechte Hosentasche, saugt zum Beispiel die „Blinddarmnarbe" die Energie der Kastanie auf. Die Narbe durchblutet besser, sie glättet sich und wird nach und nach „ausradiert" aus dem Gehirn".

Das leuchtete ihr ein. Ihr Kopf zog sich, wie an einer unsichtbaren Kurbel gedreht, immer weiter nach rückwärts. Das schmerzte sehr. Ihr Kopf und die Wirbelsäule fühlten sich festgemacht, wie ein Sturmhaken ein Scheunentor festhält, an. Diese Schmerzen erinnerten sie tatsächlich an einen Unfall. Als Kind, mit etwa sechs Jahren, stürzte sie aus ihrem Doppelstockbett.

Nach etwa zwanzig Minuten lockerte sich diese Anspannung von der unteren Wirbelsäule. Langsam nahm der Kopf seine Richtung nach oben, in die „Normalstellung". Ihre Halswirbel und ihre Hände wurden warm. Der Kopf ging ein zweites Mal rückwärts. Das dauerte nur halb so lang und schmerzte schon weniger. Als der Kopf ein drittes Mal nach oben kam, spürte sie eine wohlige Wärme durch den ganzen Körper bis zu ihren Füßen. Sie lächelte, ihre Kopfschmerzen waren fast weg.

Zur zweiten Behandlung brachte sie ihren Bruder mit. Er sollte beobachten, ob ich das Mädchen nicht vielleicht doch an ihren langen Haaren ziehe.

Asthma und Wasser in den Beinen

Eine ältere Dame kam zu mir, sie klagte über Asthma. Ich behandelte natürlich den Brustkorb im Liegen. Sie spürte auch die Wärme in der Brust und über ihren ganzen Körper. Nach zwei Stunden konnte sie tief Luft holen, was ihr sehr selten gelang.

Als sie sich zufrieden verabschiedete, mit ihren beiden Stöcken zur Tür lief, sah ich die dicken Unterschenkel. Ich fragte sie, ob der Arzt von „Wasser in den Beinen" sprach. Sie bejahte. Daraufhin bat ich sie, sich noch einmal hinzusetzen. Ich erklärte ihr, Wasser in den Beinen hat seine Ursachen irgendwie in den Halswirbeln. Ich behandelte die Bronchien jetzt im Sitzen. Ihre Nase schaute langsam an die Decke, dass etwas schmerzte. Als der Kopf wieder die "Normalstellung" einnahm, verschwand auch der Schmerz.

Zur nächsten Behandlung stand sie aufgeregt in meiner Tür und fragte mich lächelnd und hocherfreut: "Sehen Sie nichts? Sehen Sie wirklich nichts?". Ich wusste nicht, was mir „auf die Schnelle" auffallen sollte. Sie lächelte über ihr ganzes Gesicht, riss hoch erfreut ihre Arme in Richtung Zimmerdecke, dann platzte es melodisch aus ihr heraus: „Ich brauche keine Stöcke mehr und kann Fahrrad fahren".

Ihr Lächeln erlosch, ihr Atem stockte: „Aber! In der Nacht nach unserer Behandlung saß ich am Bettrand und überlegte, ob ich die schnelle medizinische Hilfe anrufen sollte. Dabei erinnerte ich mich an unser Gespräch, das noch etwa zwei Tage die Selbstheilungskräfte wirken, die bei jedem Menschen anders arbeiten. Ich könne gern zum Arzt gehen, sollte aber bitte keine Panik machen".
Die Selbstheilungskräfte der Frau verarbeiteten die Energie im Körper, die das Wasser über ihre Nieren als Urin

ausschieden. Damit verschwand das Wasser in den Beinen. Sie brauchte keine Stöcke mehr und konnte sogar Fahrrad fahren.

Ein Mann mit Wasser in den Beinen

 Ein Mann ca. 50 Jahre, kam wegen Wasser in seinen Beinen zu mir. Nach meiner Erfahrung liegt eine Ursache dafür irgendwie in den Halswirbeln. Die sieben Halswirbel pflegen große Verbindung zu den Handgelenken bis Fingerspitzen. Ich fragte gezielt nach Narben an einem Handgelenk. Er zeigte mir seine Narbe, genau über dem linken Handgelenk, an der Pulsader. Verletzt habe er sich beim Schnitzen von Holzfiguren. Er rutschte vor über zwanzig Jahren mit seinem Schnitzmesser ab. Über sofortige Hilfe wurde er gerettet.

Der Mann saß mit geschlossenen Augen auf dem Stuhl. Die Behandlung erfolgte an dieser Narbe. Seine Nase schaute langsam an die Decke, sein Kopf ging rückwärts. Nach zwei Stunden war sein Körper mit Energie gesättigt. Sein Kopf nahm nach dreimal rückwärts, wieder die „Normalstellung" ein. Minuten später fiel dem Mann auf, dass er ungewöhnlich viel Urin lassen musste. Das Wasser in seinen Beinen kam von den Halswirbeln, die Blockade von einer Narbe am Handgelenk.

Der Körper kann nur im Ganzen geheilt werden

Die Kranken kamen meist mit den unterschiedlichsten
Beschwerden zu mir. Meine Fragen galten allen
Beschwerden und allen Schmerzen. Nach einigen Tagen sah
ich ein, dass der Körper als Einheit zu betrachten ist.
Alle Beschwerden und alle Schmerzen eines Hilfesuchenden
warf ich theoretisch in einen Topf. Daraus zog ich mir die
Mitte, sprich die Ursachen heraus.

Fast alle Beschwerden oder Krankheiten kommen von der
Wirbelsäule. Dort muss die Blockade erst einmal hin. Narben
verstricken sich untereinander, wie ein verfitztes Wollknäuel.
Der Körper selbst, bestimmt die Reihenfolge der
Narbenbehandlung. Ich fasse niemanden an. Der Körper
arbeitet alleine, nur mit der Energie.

Behandlung mit Handtüchern

 Immer wieder fragten mich Hilfesuchende, ob ich auch
Handtücher und Hemdchen bestreiche, wie andere Heiler.
Diese, mit Energie geladenen Handtücher, legen die
Menschen zuhause auf schmerzhafte Stellen.

„Nein", das wollte ich nicht, denn ich glaube nicht daran.
Nach mehreren Behandlungen eines Mannes fragte der
mich, ob ich nicht doch für seine kranke Mutter, die nicht aus
dem Hause kommt, ein Handtuch bestreichen könnte. Nun
gut, ich bestrich ihm ein Handtuch. Andere Hilfesuchende

hörten von der besonderen Wirkungsweise der Handtücher.
Ab sofort bestrich ich Handtücher.
Im Fernsehen sprach eine Heilerin, sie behandelt mit
Alufolie. Eine bestrichene Rolle verkaufte sie für 5000 DM.
Ich fiel fast in Ohnmacht. Nein, das gibt es nicht! Eine ganze
Woche regte ich mich darüber auf, wie unverschämt diese
Heilerin war.

Nach der besagten Woche setzte sich meine Wut und ich
dachte, dass es durchaus möglich wäre, mit Alufolie zu
behandeln wie mit den aufgeladenen Handtüchern.

Von nun an bestrich ich Handtücher und Alufolie. Der Eine
mag auf den Brustkorb lieber Handtücher, ein Anderer aber
die Alufolie um das Fußgelenk. Natürlich nahm ich für diese
gespeicherte Energie in Handtüchern und Folie kein Geld.

Beim erneuten Bestreichen der zuvor „verbrauchten"
Handtücher spürte ich manchmal einen Schmerz. Dann
wieder erschrak ich von einem Stich aus dem Handtuch. Die
Menschen und auch ich, wunderten uns schon. Eine
Erklärung fand sich schnell, sie legten das Handtuch zum
Beispiel auf ein schmerzhaftes Gelenk oder einen
Wespenstich.

Ältere Dame mit offenen Beinen

Eine Frau, circa 50 Jahre, kam zu mir mit der Bitte, die
offenen Beine ihrer Mutter zu heilen. Die Mutter war schon

über 80 Jahre und ich behandelte nur bis zum siebzigsten
Lebensjahr. Ich gab ihr die Möglichkeit mit „Energie geladenen
Handtüchern das Immunsystem zu stärken. Mehr kann ich
nicht tun.

Die Tochter kam jede Woche einmal zu mir, um die
Handtücher mit Energie bestreichen zu lassen. Sie legte ihrer
Mutter die Handtücher zu Hause immer wieder auf eine
andere Narbe. Nach einem Vierteljahr waren die Beine
zugeheilt.

Nach mehreren Wochen bekam sie auf einer Pobacke eine
Beule. Die Ärzte diagnostizierten einen Darmkrebs. Ich
beruhigte die Tochter, sie sollte die Handtücher auf die
Pobacke legen, dass die Beule aufgeht. Ich vermutete, wenn
das offene Bein zugeheilt ist, muss die Flüssigkeit doch an
einer anderen Stelle heraus. Und tatsächlich, diese Beule
war nur eine Eiterbeule. Über die Behandlung mit den
Handtüchern ging diese auf. Danach war „Operation" kein
Thema mehr.

Schrumpfniere arbeitet nur 30 %

Dieselbe Frau klagte mir ihr Leid. Sie habe eine kranke
Schwiegertochter, ihre Niere arbeitet nur noch 30 %.
In der Hoffnung mit einem Hund würde sie wieder Lebensmut
bekommen, schenkte ihr Mann ihr einen Baby-Rottweiler
zum Geburtstag. Im Moment kann sie ihn noch aus dem Auto

(Jeep) heben, aber wie jeder weiß, wächst diese Rasse zu
einer gewissen Größe und hat auch Gewicht.
 Die Ärzte entfernten ihr schon als Kind eine kranke Niere.
Nun war es höchste Zeit, die verbliebene Niere, vielleicht
über die Selbstheilungskräfte, zu retten. Da die
Schwiegertochter ca. 30 Jahre alt, nicht zu überzeugen war,
zu mir zu kommen, nahm die Frau „energiegeladene
Handtücher" zu ihr mit, um sie vielleicht zu überzeugen.

Als die Schwiegermutter ihr ein von mir „geladenes"
Handtuch auf den von Operationen gezeichneten Bauch
legte, verspürte sie erst ein Kribbeln und leichte Wärme. Als
ihr Bauch aber fast heiß wurde, riss sie erschrocken das
Handtuch weg. Diese erste seltsame Begegnung mit dieser
Energie überzeugte sie.

Sie war klein und zierlich wie ein Schulmädchen. Zuerst
behandelte ich die groben, großen Narben am Bauch von
den Operationen und die Narbe von der entfernten Niere und
dem Ureter(Harnleiter aus der Blase geformt). Woche für
Woche reagierten die Narben weniger auf meine Hände.
Einmal erzählte sie ihrem Arzt, sie besuche jetzt eine Heilerin
und ihr ginge es gefühlsmäßig gut. Wieder war es an der Zeit
ihre Nierenwerte zu überprüfen. Als der Arzt die Ergebnisse
sah, glaubte er, diese wurden vertauscht.

Er ließ noch einmal in einem anderen Labor Blut entnehmen
und untersuchen. Die Ergebnisse waren noch besser als
zuvor. Der Arzt war schockiert, er glaubte nicht, was er sah.
Er schaute die Frau ungläubig an und fragte, wie sie zu
diesen guten Nierenwerten kommt. Die junge Frau

entgegnete ihm, dass sie ihm schon von unserer Behandlung erzählte. Der Arzt schnauzte sie kopfschüttelnd an. Er sagte: „Das gibt es nicht!".

Nach ein paar Wochen erfolgte die nächste Untersuchung. Der Arzt wurde ratlos laut und fragte, wieso sie so gute Blutwerte hatte. Die junge Frau antwortete ihm: "Von schlechten Blutwerten haben Sie niemals gesprochen". Nun rastete der Arzt fast aus, seine Augen wurden immer größer. Seine verhalten wütende Stimme sprach melodisch langsam und betonter: "Ja, weil die immer schlecht waren!".

Der Kaffee, der nicht wie Kaffee schmeckt

Meine Freundin mit der einen Niere und ich tranken wieder mal Kaffee zusammen. Ich erklärte ihr, meine Hand fungiert wie ein Scanner oder Metalldetektor.

Während unserem Gespräch ließ ich demonstrativ meine geöffnete Hand über ihrer Kaffeetasse schweben. Sie nahm einen Schluck, schaute mich stirnrunzelnd fragend an, warum der Kaffee nicht wie Kaffee schmeckt. Sie nahm einen zweiten Schluck und der schmeckte genauso.

Wir schauten uns an, dachten beide das gleiche: „Nein!", sollte diese Handbewegung das Koffein aus dem Kaffee genommen haben?

Mit gemischten Gefühlen forschte ich zwanzig Jahre nach dieser Behandlung, ob sie noch lebt. Ich fand sie vor 3

Wochen wieder. Am Telefon sagte sie, ihr geht es gut. Sie hatte auch keine Nierentransplantation oder der Gleichen. Selbst nach zwanzig Jahren funktioniert diese eine Niere noch 60%.

Die ohnmächtige Frau

Eine junge Frau kam wegen Kopfschmerzen zu mir. Während sie auf dem Stuhl saß, ihr Kopf sich nach rückwärts bog, klappte sie mir ohnmächtig weg. Mein erster Gedanke: „Nur keine Panik". Die Wartenden saßen geschockt still. Ich tätschelte die Wange der Frau. „Hallo, hören Sie mich?". Eine Sekunde später schlug sie ihre Augen auf. Sie sagte, dass sie auch schon bei einer Behandlung mit Akupunktur ohnmächtig wurde.
Heute weiß ich, wenn so etwas während der Behandlung passiert, erlebte der Mensch ähnliches irgendwann früher schon einmal. Dieses Ereignis löscht sich danach aus dem Gehirn.

Eine Frau mit Leberzirrhose

Die Frau lag auf meiner Behandlungsliege. Ich saß rechts von ihr. Meine Hand schwebte natürlich über ihrer Leber. Auf meine üblichen Fragen nach Wärme, Ziehen, brennen oder ob sie einen Druck verspürt, sagte sie: "Ich spüre eher Kühle an meiner rechten Ellenbeuge innen, aber nicht an der Leber". Dann überlegte ich, dort wo es warm oder auch (seltener) mal kühl wird, an dieser Stelle ist zu behandeln.

Eine uralte Vereiterung oder blaue Flecke, kann der Körper selbst auch sehr viele Jahre später kühlen. Meist verkleinert sich der Fleck zu einem Punkt, aus diesem heraus breitet sich anschließend Wärme langsam oder auch manchmal blitzartig, großflächig aus(erinnert auffällig an eine Supernova). Manche spüren aber eine Wolke, die sich verteilt. So reagieren meist blaue Flecke.

Ich fragte, was für eine Verletzung an der Innenseite der rechten Ellenbeuge war. „Ja, dort hatte ich vom Blutziehen einen riesigen Bluterguss. Damals zu DDR-Zeiten hatten die Ärzte keine Einmalkanülen. Vielleicht steckte ich mich dort auch noch mit Leberzirrhose an".
Leider war die Frau nur diese eine Behandlung bei mir.

Der Wirbelblock einer jungen Frau

 Eine Frau, ca. 36 Jahre, klagte über Kopfschmerzen. Die Frau war schon bei vielen Ärzten, die Ursache läge in ihren Halswirbeln. Die Diagnose des Arztes: Es waren zwei Wirbel zusammengewachsen (Wirbelblock).

Nach Aussage der Frau, sie wusste es von der Mutter, wurde sie geboren mit vielen Furunkeln auf dem Kopf. Ein Arzt spritzte diese weg.
Die Furunkel hatten eine Ursache. Nach der Geburt des ersten Kindes der Mutter (Bruder), kam es zu Komplikationen. Damit sich der Körper reinigt, sollte die Mutter noch ein Kind gebären. Der Arzt beruhigte die Frau, dieses Kind wäre nicht lebensfähig.

Er irrte sich. Vor mir stand eine hübsche junge Frau mit ihren Kopfschmerzen.

Ich ließ meine Hände über ihrem Kopf schweben. Die Energie drang ein, der ganze Körper wurde warm. Den Kopf zog es Stück für Stück, wie an einer unsichtbaren Seilwinde, immer weiter nach rückwärts. Ich stand hinter der Frau, der Kopf war fast geknickt. Die Prozedur dauerte zwei Stunden. Als ihr Kopf in die „Normalstellung" zurückkam, erzählte sie mir, was sie empfand: „Ich hatte den Eindruck, der Kopf liegt daneben".

Nach meiner Erfahrung handelt es sich hierbei um eine Trennung dieser zwei Wirbel. Die Kopfschmerzen verschwanden gleich nach dieser Behandlung. Da die Frau erst vor kurzem geröntgt wurde, war diese Trennung leider nicht zu beweisen. Ich erlebte schon sehr viele ähnliche Behandlungen, aber das war doch überwältigend, wie die Selbstheilungskräfte oder der Körper und der menschliche Geist das vollbrachte.

Behinderter Junge halbseitig gelähmt

Eine junge Mutti kam mit ihrem fünfjährigen behinderten Sohn zu mir. Seine linke Seite war sehr stark eingeschränkt. Das sah ich schon, als er an der Hand seiner Mutter mein Zimmer betrat.
Essen fiel ihm sehr schwer oder war fast nicht möglich, weshalb dieses Kind Brei zu essen bekam. Die Mutter hatte einen Begleitausweis, der besagt, dass er nicht alleine essen

oder irgendwas alleine ausführen kann. Von den Ärzten als „nicht lernfähig" eingestuft. Der Junge, so sagte mir die Mutter, schluckte während der Geburt Fruchtwasser.

Ohne einen Hoffnungsschimmer, dass sich irgendwas bei dem Jungen bessern könnte, behandelte ich seinen ständig geöffneten Mund. Mein Gefühl sagte mir, dieses Fruchtwasser könnte den Rachen des Jungen verklebt haben. Dass er sehr schwer hörte, hängt alles mit Hals, Nase, Ohren zusammen.

Als ich mich mit der Mutter unterhielt, bemerkten die anderen wartenden Hilfesuchenden, dass der Junge uns zuhörte. Die Energie aus meinen Händen gelangte durch den geöffneten Mund in den Rachenraum und löste wahrscheinlich die „Verklebung" auf. Zaubern kann ich nicht.

 Der Junge war dreimal bei mir. Jahre später erhielt ich die Nachricht von der Einschulung des Jungen, was die Ärzte niemals für möglich hielten.

Meine erste Begegnung mit Multipler Sklerose

Ein Mann kam mit Multiple Sklerose zu mir. Diese Nervenkrankheit ist sehr vielfältig. Meist beginnt diese an den Augen oder Beinen und führt bis zum Rollstuhl.

In der Klinik in Regensburg erlebte er eine gute Verbesserung seiner Krankheit. Als „Versuchskarnickel", wie er sich ausdrückte, bekam er in seine sichtbaren Narben

Procain gespritzt (injiziert). Dieser Zustand verschlechterte sich nach der Entlassung. Nun sollte ich weiterhelfen.

Aha! Injektionen in Narben verbesserten seine MS, das leuchtet mir ein. Jetzt war mir manches Problem logischer, konnte nachvollziehen, was mir bisher noch ein Rätsel war. Die Energie fand wahrscheinlich automatisch Narben und andere Verletzungen. Oder die Narben sogen die Energie in sich hinein.

Vielleicht entdeckten die Ärzte nicht alle Narben. Denkbar wären Verletzungen, die keine Narben hinterlassen. Gewöhnliche Krankheiten und Schmerzen haben gewöhnliche Verletzungen zur Ursache. Die MS hat, da war ich mir sicher, eine ungewöhnliche Verletzung.

Der Mann berichtete mir auf meine Fragen von seiner Verbrennung am Unterschenkel durch den Auspuff. Er war von Beruf Automechaniker, hatte deshalb auch Verbrennungen an seinen Füßen vom Schweißen von Metall. In seiner Kinderzeit kam er vom Schlittenfahren nach Hause. Setzte sich auf den heißen Ofen, dabei verbrannte er sich seinen Popo.

Diese Narben waren fast vergessen und nicht mehr sichtbar. Ich behandelte nach und nach seine Verbrennungen. Die MS verbesserte sich über mehrere Wochen recht gut. Wahrscheinlich ging ihm das zu langsam vorwärts. Der Mann entdeckte die Kinesiologie für sich und kam nicht mehr zu mir.

Die Kinesiologie ist die Lehre vom Muskeltest

Er zeigte mir stolz, wie das funktioniert. Er fragt die Muskeln. Damit testet er Arznei und Lebensmittel aus, ob diese seinem Körper guttun, oder nicht. Das Prinzip ist meiner Behandlung sehr ähnlich.

Die Selbstheilungskräfte des Körpers setzen die Energie meiner Hände in eine „selbstständige Kinesiologie" um. Jeder Mensch bekommt eine individuelle, auf sich zugeschnittene Behandlung vom Körper selbst.

Die Muskeln beim Muskeltest (Kinesiologie) antworten auf Fragen zum Beispiel ob ein Apfel gesund ist oder sie durch irgendwelche Gifte dem

Menschen schaden kann, der Mensch den Apfel besser nicht essen sollte. Bei einem guten Apfel, sollte der festangespannte Arm einem Druck "standhalten", bei einem gespritzten Apfel kann niemand den Arm halten.

Später sah ich im RTL Fernsehen den Beweis. Günther Jauch lud den Ex-Weltmeister im Boxen Henry Maske ein, an einem Experiment teilzunehmen.

Henry Maske und ein Knabe mit circa zwölf Jahren kamen auf die Bühne. Henry Maske sollte mit seinem seitlich ausgestreckten, angespanntem Arm einen Apfel in seiner Hand halten. Der Junge sollte versuchen, den

ausgestreckten Arm herunter zu drücken. Die angespannten
Muskeln des Henry Maske, waren deutlich erkennbar. Der
Junge versuchte, den Arm nach unten zu drücken. Was
unglaublich klingt, der Arm des Ex-Weltmeisters gab
    dem Jungen nach.
    Henry Maske hielt einen Apfel, den der Mensch nicht
essen kann.

Nun bekam der Junge einen Apfel in seine Hand. Er sollte
seine Muskeln anspannen und Henry Maske sollte
versuchen, den seitlich ausgestreckten Arm des Jungen
herunter zu drücken.
Der Druck war deutlich zu sehen, der Oberkörper des Jungen
bog sich leicht zur Seite, aber der Arm war steif und gab
nicht nach.
Das war der Beweis, der Junge hielt einen guten, nicht
gespritzten Apfel in seiner Hand, der Muskeltest funktioniert.
Kenner testen damit Arzneimittel und anderes. Man fragt
nicht die Muskeln, man fragt seinen Geist.

Das Spiel könnte man genauso gut mit einem Pendel
probieren.
Wer pendelt, fragt doch nicht den Gegenstand, er fragt sein
Unterbewusstsein oder seinen Geist. Mit diesem Gegenstand
in der Hand überträgt das Unterbewusstsein die Antwort mit
den kreisenden Bewegungen, für Antworten mit "Ja". Aber
rechts und links pendeln für "nein".

Die Karten alleine sind tote Gegenstände

Erst durch die Hände der Kartenleger überträgt sich die geistige Energie auf die Karten. Das heißt, noch bevor ein Ereignis eintrifft, steht alles schon im Universum geschrieben.

Zehn Jahre nach dem Krieg war meine Mutter Witwe mit zwei Kindern. Ihr Mann kam nicht mehr aus dem Krieg. Eine Kartenlegerin überraschte meine Mutti mit den Worten: „In den Karten liegt ein Kind". Meine Mutti lachte empört: „So ein Quatsch! Ich habe keinen Mann, woher sollte dann das Kind kommen?" Sie ist zwar am 6. Januar, zum Tage der drei Könige geboren, aber an die Karten glaube sie nicht.

Tatsächlich lernte sie Wochen später einen Mann kennen. Als sie merkte, dass sie schwanger war mit mir, überlegte sie, dass sie schwer arbeitet und mit drei Kindern dann genug zu tun. Da konnte sie keinen Mann brauchen. Wahrscheinlich weiß mein leiblicher Vater nicht mal, dass es mich gibt.
Ich hatte noch meine liebe Oma, der gute Geist in der Familie.

Genau so funktioniert das Wassersuchen mit der Rute. Man fragt nicht die Rute, die kann nicht antworten, man fragt seinen Geist.
Wasser suchen mit der Rute funktioniert nur wenn "der Sucher", der die Rute hält, auch an Wasser denkt. Genau dort wo Wasser ist, schlägt die Rute aus. Wer Karten legt,

fragt nicht die Karten, er fragt sein Unterbewusstsein (seinen Geist).

Der menschliche Geist ist unerforschlich.

Multiple Sklerose meiner Schwägerin

 Der Kontakt zu meinem älteren Bruder war nur an Geburtstagen meiner Mutter.

Von ihr wusste ich, dass meine Schwägerin an irgend einer Nervenkrankheit litt, mehr nicht. Mein Bruder und seine Frau besuchten uns in unserem neuen Haus. Als sie so seltsam die Treppe heraufkam, platzte es aus mir heraus: „Das sieht doch aus wie „MS!".

„Das hat der Arzt auch gesagt", entgegnete mir die Schwägerin.

Nach einer kalten Begrüßung lud ich freundlicherweise zum Kaffee ein. In mir brodelte ein Vulkan voller Fragen. Bevor ich anfange meine "komischen" Fragen zu stellen, berichte ich gerne aus meinen Erfahrungen.

„Die Ursache für MS liegt in einer Verbrennung am Unterschenkel. Meist sind das, der heiße Auspuff oder vergleichbare Verletzungen".

Ein kurz und Knappes: „Nein!" Lautete die Antwort meiner Schwägerin. Hörbar genervt schickte sie noch die Worte hinterher: "Verbrennung hatte ich nie".

„Hm, ok. Dann ist das bei dir vielleicht anders!". Diese Ansage ließ mich das Thema ruhen.

Beim Kaffee entspannte sich die Situation. Die Schwägerin schlug ihr rechtes Bein über das linke. Dabei rutschte ihr das Hosenbein des rechten Beines so hoch, dass ich einen rosa Fleck auf der Haut des inneren Unterschenkels sah. Da guckte doch tatsächlich ein alter Brandfleck von der Größe einer Pflaume hervor.

Ich war mir sowas von sicher und fragte lächelnd, was das für ein Fleck ist. Sichtlich genervt von meinen Fragen antwortete sie mir schroff: "Der Fleck ist uralt und hat mit meiner Krankheit nichts zu tun, dass kranke Bein ist das Andere".

"Genau!", schoss es aus mir heraus. „Ein guter Akupunkteur akupunktiert meist erst die gesunde Seite".
Mit meinen vielen Treffern, überlegte selbst eine ehemalige medizinisch-technische Assistentin, kurz MTA. Selbst mein Bruder fing an, über meine Worte nachzudenken. Beide erinnerten sich an einen Unfall damals mit dem Berliner Roller. Sogar an die verbundene Wade meiner Schwägerin konnten sich beide noch erinnern. „Aber das ist doch schon über 20 Jahre her!
„Genau!" Entgegnete ich. „Alles braucht von der Verletzung bis zum Ausbruch einer Krankheit 20; 40 oder 60 Jahre, je nachdem wie schwer und wie viele Verletzungen im Leben waren, aber auch nach der Veranlagung".

Nach dieser Zeit erlebt der Mensch, meist fünf Jahre lang, jedes Jahr ein neues Problem. In dieser Zeit schreit der Körper nach Hilfe. Wir Menschen verstehen nur Symptome und bekämpfen diese.

Ich will nicht recht haben, das sind einfach meine
Erfahrungen.

Der MS auf den Grund gehen

Meiner Überlegung nach, entsteht bei der Verbrennung von
Haut, eine chemische Reaktion. Unter der Haut ist nicht
gleich Blut, sondern Lymphe.

Diese muss durch viele Lymphknoten, bevor sie sich mit dem
Blut der Vene vereint. Bei der Verbrennung entsteht
sozusagen eine „Narbe" im Lymphsystem, das zu Multiplen
Sklerose führt. Verantwortlich dafür ist wahrscheinlich die
Leber.

Der Lebermeridian der Akupunktur verläuft genau durch
einen Punkt, der verletzt wird, zum Beispiel bei einer
Verbrennung vom Auspuff. Dieser Punkt ist der „Herr des
Blutes". Er liegt auf der Innenseite Unterschenkel, ungefähr
eine handbreit über dem Fußgelenk des rechten Beines.

1992 antwortete ich auf eine Anzeige in einer Zeitung. Der
Medicalpark Hannover sucht Erfinder oder Entdecker, auch
von zukünftigen Nobelpreisträgern konnte man lesen.

Daraufhin schrieb ich einen Brief an den Medicalpark von
den Ursachen der MS(Multiple Sklerose).
Begeistert von meinen Ausführungen wollten sie noch mehr
wissen, wer ich bin, was ich arbeite und wie. Ich schrieb,
dass ich als Geistheilerin gewerblich angemeldet bin und

arbeite. Die Antwort auf meine Beschreibung darauf war kurz und knapp: „Kein Interesse".

Schade, in der Zwischenzeit von 25 Jahren verpasste die Forschung die richtige Richtung.

Abgenutzte Knie mit 13 Jahren

Ein dreizehnjähriges Mädchen klagte über schlimme Knieschmerzen, die Ärzte sagten, es sei „Abnutzung". Nun ja, das war schon sehr ungewöhnlich.

Ich fragte, seit wann diese Knieschmerzen auftraten. Da Knieschmerzen als Kind meistens von einer Verletzung am Steiß herkommen, fragte ich gezielter, ob das Mädchen mal auf den Steiß gefallen ist.

„Ja, „antwortete die Mutter, sie ist mit dem dritten Lebensjahr ganz sehr auf ihren Steiß beim Skifahren gefallen. Die Schmerzen am Steiß sind so groß, dass sie im Unterricht sogar auf einem Schwimmring sitzt." Darauf war ich nicht gefasst. Also behandelte ich den Steiß. Mit jeder Behandlung besserten sich die Schmerzen am Steiß und damit auch ihre Knieschmerzen.

Die Abnutzung der Knochen des Mädchens, da bin ich mir sicher, konnte sich wegen ihres jungen Alters erholen.

Asthma und beide Nasenseiten zu

Eine Mutter kam mit ihrem Sohn, ca. 10 Jahre alt, zu mir. Er klagte über Asthma, beide Nasenseiten waren zu.

Nun, ich behandelte seinen Brustkorb im Sitzen.

Sein Kopf zog sich rückwärts, seine Nase schaute an die Decke. Wie mehrere Ausbrüche eines Vulkans, so kam der Schleim aus den Bronchien oder der Lunge hoch und aus der Nase des Jungen heraus. Nach jedem Atemzug und Schnauben kam aus der Nase mehr und noch mehr. Die dritte Packung Zellstofftaschentücher schnaubte der Junge voll. Am Ende dieser Behandlung war die Nase frei.

Nun erklärte ich der Mutter: „Nach meiner Erfahrung bleibt die Nase wahrscheinlich nicht frei. Aus seinem Körper sammelt sich, jetzt erst noch mal der ganze „Müll" in den Bronchien, der die Leitung zur Nase wieder zusetzen könnte. Stellt man nach dem Ausgießen einer Flüssigkeit die Flasche wieder gerade hin, sammelt sich am Boden noch mal erstaunlich viel davon. Und beim zweiten Mal, nur noch sehr viel weniger. Genau so funktioniert das im Körper".

Zur zweiten Behandlung sagte der Junge, dass nur noch das rechte Nasenloch wieder zu war. Wir brauchten schon viel weniger Taschentücher, die der Junge voll schnaubte. Zur dritten Behandlung blieb dann auch die Nase frei.
Der Körper reinigte sich hier über die Nase, links runter und rechts wieder rauf.

Asthma einer Krankenschwester

Diese Krankenschwester bekam vom Arzt die Diagnose
„Asthma". Mit Medikamenten besserte sich das Asthma
nicht.
Nun erwartete sie von mir Hilfe.

Während der Behandlung klagte sie mehrmals über Atemnot.
Ich beruhigte sie und erklärte ihr, dass während der
Behandlung nichts Schlimmes passiert. Der Körper macht
fast alles selbstständig. Auch legt er das Maß an Luft selbst
fest, was ich nicht beeinflussen kann.
Auf meine Frage, ob sie irgendwann mal solche ähnlichen
Luftbeschwerden bekam, warf sie mir die Worte ganz patzig:
"Nein, so knapp war meine Luft noch nie!", entgegen.

Es kann schon mal vorkommen, das, was in der Behandlung
auftritt, den Patienten an ähnliche Situationen irgendwann
früher Mal, meist in der Kindheit oder Jugend, erinnert.

Kleinlaut aber freudestrahlend kam sie zur zweiten
Behandlung. Sie bekam die Zeit danach bedeutend besser
Luft. Die erste Behandlung erinnerte sie tatsächlich an ihre
Kindheit, wo sie beinahe mal erstickt wäre. Nach der dritten
Behandlung war sie beschwerdefrei.

Allergie Nachbar

Ein Nachbar klagte, seit er in einem neuen Betrieb arbeitete,
habe er eine Allergie. Er vermutete, die Kleber könnten
etwas damit zu tun haben. Seine Haut an den Händen sah

schon sehr rissig und aufgesprungen aus. Der Ausschlag
kroch schon hoch zu seinen Armen. Manchmal ist es wieder
besser, aber dann klagte er wieder über angeblichen
„Heuschnupfen". Wochen lang verfolgte ich schon sein
Gejammer. Nun sah auch schon die Haut an seinen Beinen
so aus wie die der Hände.

Ich erkannte die Notwendigkeit und die Zusammenhänge mit
einer alten vereiterten Stirnhöhle oder den vereiterten
Nebenhöhlen. Ich befahl ihn, sich hinzusetzen.
Ja, er hatte als Kind Stirnhöhlenvereiterung und wirklich viele
andere Narben und Verletzungen. Er sollte die Energie
einatmen, besser wäre intensiv einschnüffeln.

Im Sitzen ging sein Kopf nach rückwärts und aus seiner
Nase kam der ganze Schleim, der sich in seiner Lunge oder
Bronchien ansammelte, hervor.
Zaubern kann niemand. Sicher hätte ich über mehrere
Behandlungen noch mehr bewirken können. Anderen
Kumpels gegenüber sprach er, es hätte nicht geholfen. Dabei
blieb doch, auf mein Nachfragen, der Ausschlag am Bein
weg und seinen „Heuschnupfen" hatte er auch nicht mehr.
Undank ist des Menschen Lohn.

Allergie eines Jungen

Eine Mutter kam mit ihrem Sohn wegen Pollenallergie im
Frühjahr zu mir. Der zehnjährige Junge kam, mit gespreizten
Armen und Beinen, ins Zimmer. In seinen Arm- und
Beinbeugen sah man schon rohes Fleisch.

Jede Fliege war der blanke Horror, jeder Schritt bereitete ihm große Schmerzen.

Ich behandelte wie immer, ohne dabei den Jungen zu berühren, den ganzen Körper. Nach drei Tagen rief die Mutter mich ganz verzweifelt an und berichtete mir, dass die Allergie schlimmer geworden sei. Ich erklärte ihr, dass das leider anfangs sich verschlimmern kann.

Ich behandelte diesen Jungen noch am selben Tag, so dass erstmal die Haut nicht mehr so entsetzlich juckte, danach nur einmal in der Woche. Seine Haut verbesserte sich von Tag zu Tag.

Nachdem sich die Wunden schlossen, gab ich ihm seine Behandlungen in einem Abstand von 14 Tagen. Die Haut sah mit jeder Behandlung besser aus. Im selben Sommer konnte der Junge das erste mal nach vielen Jahren ins öffentliche Schwimmbad baden gehen. Im Herbst des ersten Jahres war er dann das Letzte mal in der "Pollensaison" bei mir zur Behandlung.

Mit den Pollen im Frühjahr kam der Junge mit seiner Allergie wieder. Insgesamt viel besser, aber sie war wieder da. Mit nur wenigen Behandlungen glättete sich die Haut schneller. Die Abstände zur nächsten Behandlung konnte ich größer halten. Nach drei Jahren war die Allergie endlich besiegt. Der Junge, so erfuhr ich später, ist seiner Mutter über die gelungenen Behandlungen sehr dankbar, dass er sogar Erzieher wurde.

Über solche Nachrichten bin ich besonders glücklich.

Eine ältere Frau mit Ohrgeräuschen

Eigentlich erwartete die ältere Dame wegen ihrer
Ohrgeräusche (Tinnitus) von mir Hilfe. Die ersten
Behandlungen der Frau verliefen sehr ruhig. Der Körper der
Frau bewegte sich keinen Millimeter. Sie kam wegen der
Ohrgeräusche, da muss sich doch der Körper nicht bewegen,
dachte ich anfangs.

Die Frau sah, wenn sie warten musste, wie bei anderen
Hilfesuchenden von ganz alleine der Kopf sich nach
rückwärts bog, oder sich der ganze Körper bewegte.
Sie kam ganz verzweifelt wieder und sagte mir, dass sie
doch an mich glaubt. Sie fragte mich, warum sich bei ihr
nichts bewegt. Ich konnte ihr das auch nicht erklären.

Nach mehreren Behandlungen und viel Geduld bewegte sich
auch ihr Körper. Sie saß auf dem Stuhl, ihr Oberkörper
wackelte erst leicht, dann schneller, bis der ganze Körper auf
dem Stuhl hin und her wackelte. Mein stabiler Stuhl war
danach Müll. Der Körper richtete wahrscheinlich auch die
Hüften und die
   Wirbelsäule ein. Ich hätte die Hüften im Stehen behandeln
sollen,
   damals wusste ich das noch nicht.

Die Behandlungen im „Ruhezustand", war die Zeit, als sich
das Immunsystem der Frau erholte, oder ihr „Akku" sich
auflud.
Erst mit Hilfe des gesunderem Immunsystems richtete der
Körper die Hüften selbst ein. Die Hüftgelenke pflegen große

Beziehungen zu den Unterkiefergelenken. Meist bekommen die Menschen ihren Kiefer nicht weit genug auf, sie beißen nicht in einen Apfel, weil sie das nicht können.

Hier drückte wahrscheinlich das Kiefergelenk auf die Ohren, das verursachte die Ohrgeräusche. Nachdem sich die Hüften einrichteten, musste die Frau gähnen. Wir hatten schon langsam Spaß daran. Dennoch war uns nicht zum Lachen. Erst nach dem sechzigsten Mal Gähnen verstand ich, was der Körper will. Über den Kiefer wurden die Ohrgeräusche erstmal weniger. Heute weiß ich, der Kiefer pflegt große Verbindung zum Becken.

Nach Einrichtungen der Hüften, der Wirbelsäule und Kiefer, ging der Kopf nach rückwärts. Der Kopf nahm wieder seine „Normalstellung" ein. Allgemein weigerte ich mich regelrecht, die Hilfesuchenden anzufassen. Diese Frau bat mich, ihren Kopf festzuhalten. Hier dachte ich nicht darüber nach, das nahm der Körper gerne an.
Ich stand hinter der Frau, meine Hände berührten rechts und links nur leicht ihr Haarteil. Die Fingerspitzen meiner Hände berührten sich fast genau gegenüber.

Sehr seltsam und unmerklich, ohne dass ich irgendwie meine Hände bewegte, griffen meine Fingerspitzen ineinander. Ich hatte das seltsame Gefühl, der Kopf schrumpft. Ich beschrieb dieses auffallend merkwürdige Gefühl der Frau.
Sie merkte das auch. Sie erinnerte sich, dass ihre Mutter sagte, sie sei mit einem Wasserkopf geboren. Die Ärzte gaben das Kind schon auf. Die Mutter sollte unter keinen Umständen das Kind anfassen, stillen oder waschen. Die

Mutterinstinkte trieben sie noch einmal dazu, dem Kind
Gutes zu tun. Sie stillte das Kind.

Nun hatte sie selber schon Enkel.
Jetzt ging mir ein Licht auf. Der Körper der Frau stellte
während der Behandlung den Wasserkopf nach, der dann
auch schrumpfte. Die Hüften richteten sich auf dem Stuhl ein,
somit die ganze Wirbelsäule. Der Kiefer lockerte sich über
gähnen und damit die Halswirbelsäule. Diese wiederum
lockerte die Lendenwirbelsäule, die dann den Bauch, und der
wiederum den Kopf lockerte. Die Frau war alle ihre Probleme
endlich los.
Bei schlimmen Verspannungen im Schulterbereich wird
massiert. Nach nur wenigen Tagen verspannt sich der
Bereich erneut, die Ursache wurde nicht beseitigt.
Verspannungen im Schulterbereich kommen tatsächlich
irgendwie vom Bauch. Bei den meisten ist es die
Ankündigung von Osteoporose. Aber dazu später.

Ein Mädchen mit Blutkrebs

Meine erste Begegnung mit Blutkrebs war ein Mädchen im
zehnten Lebensjahr. Der behandelnde Arzt im Krankenhaus
entließ sie nur über das Wochenende. Jetzt kam sie mit ihrer
Oma am Samstag zu mir. Am Sonntagabend wollten die
Ärzte gleich ihre Werte messen.
Da mir die Oma das sagte, erklärte ich ihr, sie sollte bitte
dem Arzt beibringen, dass die Selbstheilungskräfte noch ein
bis zwei Tage nach der Behandlung arbeiten. Sollten die
Werte erhöht sein, was ich vermute, sollten die Ärzte nicht

gleich Panik bekommen. Der Körper muss diese Energie erst verarbeiten und das Blut über die Organe und den Urin reinigen.

Auf meine Fragen nach Verletzungen konnte mir das Mädchen von einem Zahnarztbesuch berichten. Vor etwa drei Wochen ging sie zum Zahnarzt. Um einen schlechten Zahn zu bohren, betäubte er mit einer Spritze das Zahnfleisch. Sie tastete diesen tauben Zahn mit ihrer Zunge ab und „autsch", in derselben Sekunde bohrte der Arzt auch schon in die Zunge. Das tat mir selbst beim Zuhören weh. Und damit hatten wir eine Verletzung und eine mögliche Ursache.

Meine Hände hielt ich, ohne das Mädchen anzufassen, vor ihren geöffneten Mund. Die Zunge und der gesamte Kopf, reagierten mit Wärme. Stück für Stück ging ihr Kopf in Zeitlupe nach rückwärts. Das Unterbewusstsein richtete die Halswirbel ein und zieht die Faszien (Bindegewebe). Als der Kopf wieder in die normale Stellung kam, durchflutete der ganze Körper des Mädchens mit Energie.

Zur zweiten Behandlung kam die Mutter selber mit ihrer Tochter. Sie erzählte mir, dem Mädchen sei erst am Dienstag Blut abgenommen worden. Ihre Werte waren sehr zufriedenstellend, deshalb konnte sie am Donnerstag aus dem Krankenhaus entlassen werden.
Warum der Körper den Halswirbel einrichtete, lässt sich erklären.
Das Mädchen erlitt, viele Jahre vor diesem Zahnarzt, eine Kopfverletzung. Dass aber die Halswirbelsäule bei solch

einer Verletzung auch verstauchte, beachtete niemand. Also behandelte ich erst die Zunge, das Unterbewusstsein diese Kopfverletzung mit Halswirbel. Damit verschwand dann auch der Blutkrebs des Mädchens.
Die Zunge hat ganz große Verbindung zum Rückenmark.
Kluge Ärzte erkannten früher an der Zunge die Krankheiten.

Der Mann, mittleren Alters mit Blutkrebs

Als meine Hände den Körper des Mannes scannten, standen meine Kinder an der Tür und fragten, ob sie reiten gehen dürfen. In meinem „Behandlungsmodus" wussten meine Kinder, fast egal welches Problem sie fragen, ich sage immer „ja" und stellte keine Bedingungen.
Ehe ich „umschalten" und antworten konnte, sagte der Mann: "Die Kinder sollen mit den Pferden vorsichtig sein, denn als junger Mann biss mir ein Pferd in die Brust. Das war ein riesiger Bluterguss und tat richtig weh".
Was? Ich dachte: „Ein Bluterguss?" Sollte der Schuld an dem Blutkrebs sein? Logisch wäre das schon. Ich behandelte den Mann an dieser Stelle.
Seine Werte besserten sich auffallend, er kam nicht mehr, es ging ihm wirklich gut.

Wie eine Frau Im Park geheilt wurde

In einer Gesundheitssendung im Fernsehen erzählte eine Frau, wie sie im Park geheilt wurde.

Diese Frau war ca. 35 Jahre alt. Unglaubliches Diabetes plagte sie. Nur mit größter Anstrengung gelang ihr am Tage nur ein, oder auch mal zwei Knoten in einen Faden zu knüpfen.

Sie sei umgezogen, ging mit ihrer Mutter in den Park, wo sie geheilt wurde.

Unter den Bäumen breitete sie ein paar Minuten ihre Arme aus und schaute zum Himmel. Dann wurde ihr schwindelig. Sie bat ihre Mutter, sie möge sie nach Hause begleiten. Am nächsten Tag knüpfte sie schon einen Knoten mehr. Sie merkte, die Bäume taten ihr gut. Jeden Tag ging sie mit ihrer Mutter in den Park, knüpfte jeden Tag mehr Knoten und war geheilt.

Meine Erfahrungen sagen mir, die schlimmen steifen Hände des Diabetes haben große Beziehungen zur Halswirbelsäule. An jedem Tage im Park, an denen sie ihre Arme ausbreitete und den Kopf zum Himmel hob, richtete sich unbemerkt ihre Halswirbelsäule Stück für Stück ein. Die Bäume gaben ihr sicher die Energie. Dadurch wurden, wie ich immer sage, „Kreuzungen" frei. Diese bewirkten, dass die Hände besser durchbluteten.

In den Händen liegt noch mal der ganze Körper. Auf einer gedachten Linie, vom Handgelenk innen zur Mittelfingerspitze, finden wir sieben kleinere Fingergelenke. Diese pflegen große Beziehungen zu den sieben Halswirbeln, die wiederum große Beziehungen zu den Zehen pflegen. Deshalb wurde sie im Ganzen geheilt.

Am nächsten Tag erzählte ich den Menschen, die auf eine
Behandlung warteten, von der Frau mit dem Diabetes.
Konzentriert demonstrierte ich, wie ich das am Vortag sah. In
Zeitlupe hob ich dabei meine Arme nach oben. Fast
geschockt platzte es aus einer Frau heraus: "Machen Sie das
noch einmal, Ihre Handbewegung hob mich fast aus dem
Sessel!". Die Wartenden bemerkten Ähnliches.
Von da an behandelte ich nicht nur paar Zentimeter vom
Körper, sondern schon einen Meter weg und hatte noch mehr
Erfolge.

Akupunktur der besonderen Art

Einen alten Bulgaren, wie er sich selber bezeichnete, plagten
Herzbeschwerden unklarer Ursache. Meine erste Frage war
natürlich nach einer oder mehreren Verletzungen des linken
Armes, meist als Kind. Genau am linken kleinen Finger
verletzte er sich als Kind mit einem Messer. Ich sah sogar
diese Narbe noch und behandelte sie.
Während der Behandlung spürte der Mann kleine, einzelne
Nadeln in seiner Haut. Zuerst stach es an der Fingerspitze
des kleinen Fingers der linken Hand, dann an der äußeren
Innenseite des Handgelenkes. Er spürte am
Ellenbogen und noch einmal links seitlich über der Brust in
Höhe der Axel eine Nadel.

Das war doch fast nicht möglich, die Stiche, die der Mann
spürte und beschrieb, erinnerten mich an den Herzmeridian.

Ich kam aus dem Staunen nicht heraus, ich griff in meine Unterlagen der Akupunktur. Und tatsächlich erlebte der Mann eine Akupunktur der ganz besonderen Art.

Der Körper operiert nicht nur, er akupunktiert sogar selbstständig. Der alte Bulgare bedankte sich später noch einmal am Telefon bei mir, er sei beschwerdefrei durch diese wunderbare Behandlung. Ich fasste den Mann weder an, noch setzte ich Nadeln.

Herzrhythmusstörungen und Fußreflexzonen

 Ungefähr mit meinem 25. Lebensjahr bekam ich Herzrhythmusstörungen. Mal raste mein Herz, dann wieder bäumte es sich ganz langsam auf, zwang meinen Oberkörper, sich zu strecken. Dann wieder keinen Ton. Ich lauschte, ob das das Ende sei.
Instinktiv lief ich langsam zur Haustür, um frische Luft zu tanken. Nach gefühlten 20 Minuten beruhigte sich mein Herz und lief wieder normal.
Ich erzählte niemanden davon. Als ich Wochen später in der Badewanne saß, schnürte mir ein unsichtbarer Gürtel die Brust zu. Ich dachte: „Nur keine Panik". Der Gürtel verschwand noch in der Wanne.

Bei einer Routineuntersuchung fragte ich meinen Betriebsarzt, was das wohl gewesen sein könnte. Der verschrieb mir Nitrangin, sagte aber nichts weiter als: "Sollte das Problem wieder auftreten, nehmen Sie die vorgeschriebenen Tropfen auf Zucker".

Da das Problem mehrmals auftrat, nahm ich die Tropfen.
Schleppte diese wie befohlen auch immer in meiner
Handtasche mit.

Eines Tages waren die Tropfen in meiner Handtasche
ausgelaufen. Da ich wegen so einer „Lappalie" nicht zum
Arzt gehen wollte, verlangte ich in der Apotheke „Nitrangin".
Die Apothekerin schaute mich ganz entsetzt an und sagte:
„Nein, da muss aber die Oma oder der Opa selber die Arznei
abholen."
„Wie bitte?" Fragte ich die Apothekerin. „Nein, ich brauche
die Tropfen".

„Nein, Sie? Dann müssen Sie zum Arzt gehen und sich neue
Tropfen verschreiben lassen". Hm, ich ging weder zum Arzt
noch brauchte ich dieses Nitrangin.

Mir fiel auf, in welcher Situation ich diese Herzattacken
bekam. Meist zu Gelegenheiten wie Silvester, wenn ich zu
viel „Aljohohl" (Alkohol) getrunken hatte. Oder heimlich einen
Kuchen alleine verdrückte. Beides erhöht den
Cholesterinspiegel im Blut und meldet dann Probleme ans
Herz. Ich ließ diese Köstlichkeiten weg und hatte nie wieder
Herzprobleme.

Vielleicht zwei Jahre später schmerzte meine linke Schulter
sehr. Ganz schlimm war es im Ruhezustand. Ich wälzte mich
und schlief manche Nacht nur mit Schmerzen ein. Nun
musste ich doch mal zum Doktor, der diagnostizierte
Rheuma und gab mir eine Rheumasalbe.

Ach, um Gottes Willen! Der Schmerz wurde noch unerträglicher. Nun behandelte ich meine Schulter manche Nacht selbst. Dabei griff meine rechte Hand die linke Schulter, was absolut keine Besserung brachte.

Die Schmerzen der linken Schulter einer Frau beruhigten sich erst, als meine Hände ihren rechten äußeren Fuß, in Höhe der kleinen Zehen bestrahlten. Nach meinen Fragen verletzte sich die Frau tatsächlich in ihrer Jugend den äußeren Fuß, in Höhe der Zehen. Auch meine Schulterschmerzen verschwanden über meine Behandlung über den äußeren rechten Fuß.

Um in meiner Jugend eine Aussprache mit einem Bekannten zu erreichen, stellte ich damals meinen rechten Fuß in die Tür, die diesen quetschte.
Heute weiß ich, dass die linke Schulter in den Fußreflexzonen im rechten äußeren Fuß, in Höhe der kleinsten Zehe, zu finden ist.

Herzprobleme

Ein älterer Mann kam mit seinem Herzproblem zu mir. Kein Arzt konnte ihm helfen, deshalb suchte er mich auf.

Zur Behandlung saß er auf dem Stuhl, sein linker Arm wurde schwer, er fühlte, ein Band legt sich um seinen Brustkorb. Manchmal sprechen die Menschen von einem Gürtel oder Koppel. Je nachdem, wie viele Wirbel der Körper operiert, wird das Band dicker. Ich fragte, wie dick das Band sei. Er

sagte wie ein „Damengürtel". Wenige Minuten später, bekam
er einen trockenen Mund und wollte etwas trinken. Natürlich
gab ich ihm ein Glas Wasser, um den Durst zu stillen.
Der Mann nahm genüsslich einen Schluck, brach diesen aber
wie zugeschnürt, sofort wieder aus.
Der Körper des Mannes operierte wahrscheinlich über die
Brustwirbel am Herzen, deshalb spürte er dieses Band. Mit
dem trockenen Mund, spricht der Körper nicht von Durst, er
macht aufmerksam auf das Herz. Wird der linke Arm schwer,
spürt der Mensch noch ein Band um den Brustkorb, operiert
der Körper am Herz. Meist entsteht das Band, wenn der
Körper die Wirbel der Brustwirbelsäule operiert. Über diese
„Wirbeloperation" befreien sich die Nerven zum Herz.

 Das Band löste sich vom Brustkorb nach hinten in die
Brustwirbelsäule auf. Das Durstgefühl war verschwunden.
Nach der Behandlung bekam der Mann besser Luft. Seine
Herzbeschwerden unklarer Ursache blieben weg.

Der Mann fragte mich, ob ich seinem Nachbar auch helfen
könnte. Der junge Mann sei, wegen Blutkrebs, von der
Armee ausgemustert worden. „Das weiß ich nie. „Nach
meiner Erfahrung renkt der Körper sicher ein".
„Was wird denn bei Blutkrebs eingerenkt?"
„Ihre Frage ist berechtigt. Natürlich kann man Blut nicht
einrenken. Da der Körper ein Ganzes ist, richtet er die Wirbel
der Wirbelsäule ein. Danach sind die „Kreuzungen" zu den
jeweiligen Organen frei, die verantwortlich sind für die
körpereigene „Blutreinigung".

Eine Frau klingelte an meiner Tür

Ihre linke Schulter behandelte ich erfolgreich damals vor 10 Jahren. Nun sollte ich ihrem Mann helfen. Sie wollte nicht bei der Behandlung dabei sein.

Als sie nach einer Stunde an der Tür klingelte, fragte sie bestimmt und mit grimmiger Miene: „Wo ist mein Mann? Ich war damals bei Ihnen nur ca. zehn Minuten".

„Kommen Sie bitte herein. Damals, kann ich mich erinnern, behandelte ich, ohne Sie anzufassen, Ihre linke Schulter".
„Ja, die schmerzt bis heute nicht".

„Sehen Sie, als Ihre linke Schulter schmerzte, behandelte ich genau diese. Mit dem Schmerz der linken Schulter, sagt uns der Körper, hier stimmt wahrscheinlich im Oberkörper was nicht. Meistens „schreit" das Herz. „Haben Sie Probleme mit Ihrem Herz?". Sie winkte ab.
„Na, da nehme ich Tabletten".

„Sehen Sie, damals wurde nur diese eine „Kreuzung" frei. Heute weiß ich, die linke Schulter pflegt große Beziehung zum Herz. Heute behandle ich auch noch ohne dabei anzufassen. Und ich weiß, der Körper kann sich nur im Ganzen heilen. Ihrem Mann geht es gut. Sie können gern bei der Behandlung dabeibleiben".

Das Ehepaar ging beschwerdefrei und glücklich nach Hause.

Das Loch in der Pobacke

Ein Mann klagte über ein Loch in einer seiner Pobacken.
Seine Frau war Krankenschwester, sie wusste auch keinen
Rat mehr. Das Loch war immer wieder vereitert und die Ärzte
schälten es mehrmals und immer tiefer aus, deshalb war es,
als der Mann zu mir kam, schon 8 cm tief.
Ich fragte wie immer nach irgendwelchen Verletzungen, die
mussten nicht unmittelbar vor dieser Vereiterung zu suchen,
oder nicht unmittelbar an dieser Pobacke passiert sein.
Und doch berichtete mir der Mann, er fiel ein halbes Jahr vor
dieser Vereiterung vom Gerüst herunter und auf seinen
Allerwertesten in den Sand. Der Schmerz war bald
vergessen, mehr war das eigentlich nicht.
Ich behandelte den ganzen Körper und Po und besonders
dieses Loch.

Zur zweiten Behandlung war das Loch zwar noch, aber es
hob sich von innen heraus.
Die Eiterung stoppte. Das Loch heilte von Behandlung zu
Behandlung, wie von der Spitze eines Kegels aus der Tiefe
nach oben zu. Denkbar wäre, dass sich beim Sturz vom
Gerüst das Becken verschob. Unsere Behandlung rückte
sein Becken wieder zurecht. Damit stoppte diese Eiterung
und das Loch heilte zu.

Das Loch hinterm Ohr

Eine junge Frau stand ratlos mit Tränen in den Augen vor
mir: „Wenn Sie mir nicht helfen, muß ich zum Psychiater. Bin
ich denn wirklich schon verrückt? Eine Stelle hinter meinem
Ohr eitert und schmerzt. Die Ärzte operierten schon das
neunte Mal, aber es wird nicht besser".
Ich behandelte den ganzen Körper und auch dieses Loch
hinter ihrem Ohr. Nach der ersten Behandlung schmerzte
das Loch schon 50 % weniger.
Mit jeder Behandlung wurde ihr Ohr besser.

Erschüttert rief sie mich nach der dritten oder vierten
Behandlung an. Ihr Ohr schmerzte zwar in abgeschwächter
Form, aber sie hatte wieder Schmerzen. Ich fragte sie am
Telefon, ob sie sich irgendwo neu verletzte.
Ich erklärte ihr: „Über eine neue Verletzung flammt das
Problem manchmal auf. Ist das Immunsystem (sprich: „Der
Akku") wieder aufgeladen, löst der Körper das Problem von
selbst".
„Ja, das stimmt, ich stieß mich an meiner Eckbank".
Noch am selben Tag behandelte ich das Knie mit dem
blauen Fleck, das Ohr schmerzte danach nicht mehr.
Der Frau und ihrem Ohr ging es auch nach zehn Jahren
richtig gut, seit unserer Behandlung.

Magenprobleme einer Frau mittleren Alters

Eine Frau suchte mich wegen ihrer Magenprobleme auf.
Während der Behandlung bekam sie Hunger und wollte ihr

mitgebrachtes Butterbrot essen. Ich sagte ihr, dass während der Behandlung nichts gegessen und getrunken wird.
Wenn sie ein Hunger- oder Durstgefühl bekommt, hängt das mit der Behandlung zusammen und geht noch während der Behandlung wieder weg. Trotzig biss sie in ihr mitgebrachtes Butterbrot vor „Hunger". Ich kann ihr Ratschläge geben, aber das Essen kann ich ihr nicht verbieten.

Zur zweiten Behandlung teilte sie mir mit ihren aufgerissenen Augen mit, dass sie im Auto noch etwas gegessen hat.
Ich will nicht recht haben. Sie bekam wieder dieses komische Hungergefühl. Nein, diesmal wollte sie auf mich hören.
Dieses Gefühl verschwand nach dem

Stufenplan. Die erste Stufe des Hungergefühls war sehr intensiv, dauerte am längsten. Die zweite Stufe weniger lang und auch nicht so intensiv, die dritte Stufe erfolgte nur wie ein Hauch. Der Körper reparierte irgendwas im Magen der Frau.
Zur dritten Behandlung streifte er nur noch den Magen.

Magenprobleme eines jungen Mannes

 Kein Arzt konnte ihm so richtig helfen. Ich behandelte, mit Abstand, seinen Magen, der sich noch in der Behandlung beruhigte.
Der Mann verabschiedete sich eigentlich zufrieden und ging nach Hause. Am nächsten Tag kam er wieder, diesmal mit einer (fast) Beschwerde oder Entschuldigung.

Er erzählte mir ganz aufgeregt, er sei gestern Abend gegen
22:00 Uhr wegen Herzbeschwerden noch zum Notarzt
gefahren. Die Herzbeschwerden waren eigentlich geringer
Natur, aber vorbeugend ließ er sein Herz untersuchen. Dabei
erzählte er auch von unserer Behandlung. Der Notarzt
konnte keinerlei derartige Befunde erheben und schickte ihn
wieder nach Hause.

Die Behandlung mit dieser Energie wirkt sich meist auf den
ganzen Körper aus. Wahrscheinlich drückte sein Magen
gegen das Herz.
Manche Hilfesuchende spüren einen Druck auf den Magen,
oder sie fühlen, als dreht sich der Magen um.

Behandelt der Körper zum Beispiel (manchmal so nebenbei)
die Blase, spüren die Menschen meist einen Druck auf
dieser. Sie fühlen nur, sie müssten die Toilette aufsuchen.
Manche spüren, die Blase dreht sich. Zur nächsten
Behandlung hatten sie keine Probleme mehr mit ihrer Blase.

Ich erklärte ihm, dass die Energie immer im ganzen Körper
wirkt. Dabei werden manchmal noch nicht entdeckte
Krankheiten oder andere Probleme, gleich mit behandelt.

Das zuckende Auge

Eine Mutter kam mit ihrem Sohn, etwa zehn Jahre alt, wegen
dessen unwillkürlich zuckendem Auge, zu mir. Das war mein
erster Fall mit solch einem Problem. Ich fragte die Mutter fast

Löcher in den Bauch. Keine seiner Verletzungen kam
infrage. Erst als sie sich an einen Stromschlag erinnerte, ging
mir ein Licht auf: „Ja, das könnte es sein".

Durch Zufall bekam der Junge im Krabbelalter eine Schere
zu fassen, er versuchte sich am Stromkabel! Autsch! Die
Verbrennung mit Strom könnte tatsächlich das Auge zucken
lassen. Meine Hände gaben den Händen des Jungen, also in
die unsichtbaren Narben, Energie. Dadurch löste sich
vielleicht die „verspannte Muskulatur" in seinen Händen und
das zucken am Auge hörte, auch zum Erstaunen der Ärzte,
auf.
Heute weiß ich, in jeder Hand liegt eine Gehirnhälfte. Die
Hände pflegen ganz große Verbindung zu den sieben
Halswirbeln und Kopf insgesamt und alles, was in und um
den Kopf zu finden ist.

Ein Mann kam wegen seinem "dummen Kopf" zu mir

Dieser klagte über seinen Kopf, er habe aber keine
Kopfschmerzen. Ich klärte ihn auf: „Kopfprobleme, egal
welcher Art, müssen nicht zwangsläufig vom Kopf
herkommen. Der Kopf befindet sich in den Fußreflexzonen in
den großen Zehen".
Meine erste Frage war nach solch einer Verletzung.
Er antwortete mir: „Ja, aber als Kind".
Ich sagte: „Ja! Das ist richtig, meist liegen die Verletzungen
viele Jahre zurück".
In der Kindheit, so berichtete mir der Mann, war sein
Zehennagel vereitert. Der wurde gezogen und mit einem

Verband umwickelt. Er erinnerte sich noch an die unglaublichen Schmerzen am großen Zeh, als der eingewachsene Verband viel zu spät entfernt wurde.
Ich behandelte die große Zehe und der Mann war wieder er selbst.

Schmerzen im linken Bein

Nach der Operation einer Zyste an seinem linken Becken bekam ein Mann Schmerzen im linken Bein.
Ich überlegte: „Alleine die Zyste im Becken musste eine Ursache haben.

Die Zysten bei einer Frau in ihrer Brust behandelte ich erfolgreich über die in der Kindheit erfrorenen Wangen. Die Brüste haben sehr große Verbindung zu den Wangen.
Das Becken hat große Beziehungen zum gesamten Kiefer.
Was links ist, könnte von irgendwo oberhalb der Probleme kommen".
Also fragte ich nach irgendeiner Verletzung, vielleicht des Kiefers.

Tatsächlich berichtete mir der Mann, als Kind fiel er auf den Mund. Der fast leere Stiel des Lutschers bohrte sich in seinen rechten Unterkiefer.

Damit fanden wir die Ursache. Ich behandelte den Mann mit leicht geöffneten Mund, das Bein war nach zwei Stunden schmerzfrei.

Die Verletzung in der rechten Seite Unterkiefer speicherte
sich im Gehirn rechts und verursachte links im Becken diese
Zyste.

Unerklärbare Schmerzen einer jungen Frau

Für eine Studie befragten Wissenschaftler die Menschen in
verschiedenen Ländern nach ihren Essgewohnheiten. Sie
fanden heraus, essen von Gemüse beeinflusst nicht, dass
Menschen gesünder und länger leben. Meiner Meinung nach
sind Obst und Gemüse sehr wichtig.

Eine Frau mit extremen Schmerzen am ganzen Körper
erwartete von mir Hilfe. Sie kam an Krücken und war fast am
Ende mit ihren Nerven. Sie ernährte sich wirklich gesund mit
Gemüse. Diese Schmerzen konnten ihr die Ärzte nicht
erklären.
Da ich leider nicht zaubern kann, war sie, mit diesem
Problem, nur einmal in meiner Behandlung.

Sie schloss ihre Augen. Als sie nach einigen Minuten
schweigend auf dem Stuhl saß, bewegte sich ihr Kopf
langsam, fast unmerklich nach rückwärts.

Ihre Nase schaute an die Decke. Als ihr Kopf langsam wieder
die Normalstellung einnahm, stand der Körper langsam auf.
Mit geschlossenen Augen griffen ihre Hände suchend nach
vorn. Ich reichte ihrem Körper die Stöcke. Langsam, wie in
Zeitlupe lief diese Frau, immer noch mit geschlossenen
Augen, an ihren Stöcken im Zimmer umher.

Zur zweiten Runde lief der Körper schon etwas sicherer und lief auch etwas schneller. Mit der dritten Runde hoben ihre Hände die Stöcke an. Wir staunten, sie hatte weniger Schmerzen und lief mit geschlossenen Augen ohne Stöcke.

Eine Behandlung genügt meist nicht. Diese Frau schrieb mir eine Ansichtskarte mit lieben Grüßen aus der Schwarzwaldklinik. Sie schrieb mir, die Ärzte wissen auch nach drei Wochen Aufenthalt nicht, warum sie diese Schmerzen hatte. Ich musste sie besuchen.

Da meine Ehe den Bach runterging, beschloss ich, diese Frau zu besuchen und im Schwarzwald vielleicht Arbeit zu finden. Ich verließ meinen Mann und fuhr mit den Kindern in den Schwarzwald. Arbeit gab es genug. Schule und Kindergarten aber waren ohne Auto schlecht erreichbar. Wir mussten wieder in die gewohnte Umgebung zurück.

Diese Frau kam drei Jahre später wieder zu mir. Ich staunte, sie kam ohne Stöcke und klagte nicht über Schmerzen. Meine stürmischen Fragen wie die Ärzte das schafften, beschrieb sie wie folgt: „Nachdem Sie mich besuchten, verlegten die Ärzte mich von einer Klinik in die Andere. Erst in Dresden besserten sich meine Beschwerden spürbar, nachdem ich über einen Tropf zwei Liter Calcium bekam".

Das leuchtete mir ein. Wenn Calcium im Körper fehlt, hat das trotzdem einen Grund. Sie ernährte sich gesund, der Körper konnte dennoch das „normal mit der Nahrung aufgenommene" Calcium nicht verarbeiten. Dann sind

irgendwelche Kreuzungen verstopft. Ärzte sprechen von
Blockaden.

Diesmal kam sie aber wegen ihrem Brustkrebs zu mir. Ich
sah schon ihren typischen Rundrücken, als sie zur Tür
hereinkam. Ich erklärte ihr, der Krebs kommt auch durch
Bewegungsübungen zum Stillstand und verschwindet. Die
Bewegungsübungen richten ihre Wirbelsäule nach und nach
auf. Die zuvor eingeengten Nerven werden frei und dadurch
verschwindet der Krebs. Leider war sie nur diese eine
Behandlung bei mir.

Genveränderung „deformierter Schädel"

Eine dreißigjährige Mutter kam mit ihrem zehnjährigen Sohn.
Er klagte über Rückenschmerzen. Als er seine Mütze vom
Kopf nahm, sah ich eine richtige Deformierung der rechten
Kopfseite des Jungen. Die Mutter sagte mir, er sei mit dieser
Delle geboren.
Für mich war auch der Ursprung dieser Delle interessant.
Nach meiner Erfahrung könnte die Ursache in der Kindheit
der Mutter liegen.

Meine erste Frage, ob die Mutter sich in ihrer Kindheit oder in
der Jugend vielleicht mächtig am Kopf gestoßen habe, wurde
mir bestätigt.
Die Mutter erzählte mir: „Als Kind, mit meinem 10.
Lebensjahr sprang ich in der Scheune mit anderen Kindern

von den oberen Heuballen herunter. Um recht weit zu
springen, nahm ich Anlauf wie ein Skispringer aus der
Hocke. Beim Absprung kollidierte mein Kopf mit einem
Balken. Ich wurde ohnmächtig ins Krankenhaus gefahren".

Die Delle am Kopf des Jungen gab tatsächlich den Abdruck
eines winkligen Balkens wieder. Rechts und links im Gehirn
liegt der Kiefer. Dadurch war auch sein Kiefer deformiert, so
dass er einen auffällig spitzen Mund hatte.
Die Mutter quetschte sich in ihrer Kindheit eine Seite des
Schädels an diesem Balken. Diese schwere Quetschung
speicherte sich in ihrem Gehirn.

Tatsächlich, etwa im doppelten Alter nach der Verletzung,
gebar sie ihr Kind mit diesem deformierten Schädel.
Ob seine Rückenschmerzen von dieser einen Behandlung
wegblieben, kann ich nicht sagen.
Ein Bruder oder eine Schwester des Jungen muss nicht
zwangsläufig solche Delle haben.

Genveränderung, die sechste Zehe

Eine ältere Dame wollte Hilfe von mir. Sie klagte über
schlimme Kopfschmerzen. Meinen Erfahrungen nach,
können die Ursachen von Kopfschmerzen von überall
kommen. Ich fragte aber erst einmal nach den groben
Verletzungen. Die alte Dame verletzte sich als Kind ihre
große Zehe. Sie erinnerte sich, sie hackte sich in der
Kinderzeit im Keller des Elternhauses mit einem Beil, aus

Versehen in die große Zehe. Ich behandelte nicht den Kopf, sondern die große Zehe der alten Dame. Ihr ging es schon nach der ersten Behandlung besser.

Die Tochter sagte mir im Gespräch, Ärzte operierten ihr, vor vielen Jahren einen Zeh weg, da sie mit einer sechsten Zehe an einem Fuß geboren ist.
Ausgerechnet an einer der großen Zehen hatte die Tochter doch tatsächlich einen Zweig, nur die Narbe war noch zu sehen von der Operation.

Die Ursache für den Zweig der großen Zehe der Tochter, liegt in der Verletzung der Mutter als Kind. Bei der Mutter konnte logischerweise kein Zweig an ihrer großen Zehe wachsen. Diese Verletzung registrierte der Körper im Gehirn. Als die Mutter mit dem ca. doppelten Alter nach der Verletzung dann ein Kind gebar, hatte dieses Kind die Genveränderung der sechsten Zehe.

Bei Kindern rechne ich, das doppelte Alter von der Verletzung bis zum Ausbruch einer Krankheit oder anderen Problemen. Nun gibt es sicher auch Ausnahmen. Ein Geschwisterkind muss nicht zwangsläufig auch eine sechste Zehe haben. Ausschlaggebend ist das Zeitverhältnis der Verletzung zum Ereignis, wie hier die Geburt des Kindes. Die Verletzung braucht eine bestimmte Zeit zur Registrierung sowie zum Ausbruch eines Problems.

Immer das gleiche Prinzip. Nach der Ursache folgt eine bestimmte Zeit des „Wachstums". Viele Jahre später kommt es zur „Genveränderung" oder anderen Ereignissen wie Ausbruch eines Problems, zum Beispiel einer Krankheit.

Genveränderung, die dritte Niere

Eine Frau klagte über extreme Rückenschmerzen. Ich behandelte die Frau durch den ganzen Körper, aber die Ursache konnte ich nicht finden.
Ungeduldig klapperte ihre Tochter mit den Autoschlüsseln. Dann fragte sie mich, ob ich ihr auch helfen kann, sie hat drei Nieren. Ich erklärte ihr, wenn sie mit den drei Nieren geboren ist, dann liegt die Ursache in einer Verletzung einer Niere in der Kindheit der Mutter. Die drei Nieren gehören zusammen.

Die Mutter konnte sich aber an keine solche Verletzung in der Kindheit erinnern. Da ich mir aber sicher war, gab ich der Mutter den Auftrag, ihren älteren Bruder darüber zu befragen.

Der Bruder beichtete nun seiner Schwester ein Geheimnis. Er erinnerte und schämte sich. Er bezog damals am Abend von den Eltern Prügel. Statt seine kleine Schwester im Kinderwagen mit zum Fußball zu nehmen und zu beaufsichtigen, stieß er sie im Kinderwagen die Böschung hinunter.

Dabei erlitt sie in ihrer Kindheit, da bin ich mir sicher, auch eine Nierenquetschung. Diese speicherte sich im Gehirn. Diese Genveränderung entstand über viele Jahre. Bei der Mutter konnte logischerweise keine dritte Niere wachsen. Als

sie dann ein Kind gebar, hatte ihr Kind diese
Genveränderung mit den drei Nieren.
Ich behandelte diese Frau gezielter an den Nieren und siehe,
die Rückenschmerzen wurden besser.

Trisomie 21 (Down-Syndrom)

Diese Genveränderung erfolgt über einen Fehler in der
Erbanlage. Auf der „Genleiter" sind 23 Paare dieser
„Genbündel", also 46 insgesamt.
 Das Chromosom 21 aber, besteht dreifach, statt
normalerweise doppelt.
Die Wissenschaftler stufen die Ursache als unbekannten
Fehler der Natur ein.
Nach meinen Erfahrungen besteht die Ursache dieser
Genveränderung in einer Verletzung der Wirbelsäule der
Mutter in ihrer Kindheit. Diese verletzte sich beim Sturz auf
einer Treppe, vom Fahrrad oder der Gleichen einen
bestimmten Brustwirbel, der auch verantwortlich gemacht
werden kann für Brustkrebs.
Die Mütter mit betroffenen Kindern mit Down-Syndrom
klagten meist mit dem ca. 50. Lebensjahr über Brustkrebs,
der dann wiederum im Zusammenhang mit Eiter steht. Diese
Verletzung der WS sehe ich als eine Quetschung, der eine
Teilung des Chromosoms 21 folgt.

Die Voraussetzungen sind die zuvor beschriebenen
Verletzungen und eine ganz bestimmte Zeit zur Registrierung
im Gehirn der Mutter. Dem folgt eine bestimmte Zeit der
„Reifung" der Genveränderung. Gebärt sie dann ein Kind

ungefähr im doppelten Alter nach der Verletzung, wird das Kind mit dem Down-Syndrom geboren. Ein, mehrere Jahre später nachfolgendes Geschwisterkind muss nicht zwangsläufig mit diesem Down-Syndrom geboren werden.

Der offene Rücken und das Löchel

Ähnlich, und doch sehr verschieden verhält sich das Problem, wenn ein Kind mit „offenen Rücken" geboren wurde.
Eine Mutter kam mit ihrer Tochter ca. 12. Lebensjahr zu mir. Das Kind wurde mit offenem Rücken geboren.
Meiner Überlegung nach, riss bei der Geburt die Haut am Rücken auf, weil diese an der Gebärmutter klebte. Nach meinen üblichen Fragen nach Verletzungen, bestätigte mir die Mutter ihren Sturz. Sie stürzte tatsächlich in ihrer Schwangerschaft die Kellertreppe herunter. Dabei verletzte sie sich ihren Rücken. Bei diesem Sturz „verklebte" sehr wahrscheinlich die Haut der „Wirbelsäule" dieses Embryo an der Wand der Gebärmutter.

Daraus schlussfolgerte ich logischerweise, und fragte, ob sich das Kind im Mutterleib überhaupt drehte. Tatsächlich bewegte sich das Kind im Mutterleib nur sehr auffallend wenig.
Unsere Behandlung zielte eigentlich auf eine Heilung einer offenen Stelle am Unterschenkel des Mädchens, hin. Aus diesem „Löchel" eiterte es nicht, es „jauchte", wie die Mutter sich ausdrückte. Diese Flüssigkeit war „schmutzige Lymphe". Auch nach mehreren Behandlungen schloss es sich nicht. Da

ich immer den ganzen Körper behandelte und nicht, wie die Mutter meinte, nur dieses Löchel, kam sie nicht mehr.

Nach einem Jahr stand sie mit ihrer Tochter in meiner Tür. Ich fragte etwas hart, ob das Bein noch dran ist. Das Bein ist noch dran, aber nun war es Knochenfraß. Die Ärzte versuchten mit einer Art „Schaumstoff" Medikamente in das Löchel zu stopfen, um damit die Heilung zu fördern.

Nun behandelte ich den ganzen Körper und nach einem halben Jahr fragte ich ob sich, irgendetwas verbessern konnte. Dabei fiel der Mutter die Zahnfisteln auf, die nicht mehr da waren. Ein halbes Jahr später klagte die Mutter über Eiter aus dem Löchel. Ich klärte sie auf: „Eiter fließt von oben aus dem Kiefer jetzt hier aus diesem Löchel heraus". Das leuchtete ihr ein. Nach wieder einem halben Jahr klagte die Mutter über einen sichtbaren Blutstropfen. Ich klärte sie auf: „Die offene Stelle heilt erst, wenn sich kein Eiter mehr im Körper befindet.
Die Behandlungen waren so unglaublich, dass ich es nicht wage zu erzählen.

 Nur so viel sei gesagt, der Körper des Mädchens (immer mit geschlossenen Augen) drehte sich auf meinem Fußboden wie sich ein „Kind" im Mutterleib dreht. Wir schauten uns an und konnten es nicht begreifen. Die nächste Behandlung war dann ihre „Geburt". Der Körper steuerte zuerst mit den Beinen zu der sitzenden Mutter. Die geschockte Frau stand auf. Sie wusste nicht, was hier vorgeht. Die Augen des Kindes waren immer noch geschlossen.

Dann kam das Mädchen zu mir. Ich flüchtete auf meine Behandlungsliege. Die Beine des Mädchens steuerten unter diese Liege. Ruckartig stieß sich der Körper von der Liege ab. Wir sahen das und glaubten es nicht. Das war die großartigste nachgeahmte Geburt des Körpers. Logischerweise stehen die Drehungen und die Geburt in der Natur im Gehirn des Kindes. Deshalb musste sie die Drehung im „Mutterleib" nachholen und ihre eigene „Geburt" „noch einmal" erleben. In den nachfolgenden Behandlungen ahmte der Körper das Grabbelalter und die ersten Schritte nach.
Dieses unglaubliche Ereignis wollte ich eigentlich nicht schreiben, aber bekanntlich folgt Eins dem Anderen.

Eine Frau mit Karpaltunnelsyndrom

 Diese Frau hatte Probleme mit ihrer Hand, sie konnte nicht mehr zufassen. Die Ärzte sprachen schon von einer Operation.
Nach meinen Fragen, seit wann dieses Problem besteht, sagte sie mir: „Ungefähr vor fünf Wochen an einen Mittag, konnte ich plötzlich den Eimer nicht mehr anheben". Ich fragte nach diesem Morgen.
„Bis 10 Uhr arbeitete ich im Garten, da funktionierte die Hand noch".
Meine Frage ging natürlich in Richtung Verletzung, die in der Zeit von diesem Morgen, bis Mittag hin entstand. Sie erinnerte sich an einen blauen Fleck am Oberschenkel in der Größe eines Abendbrottellers. Sie fiel am Morgen in das Erdloch, das eigentlich für Kompost ausgegraben wurde.

Genau! Das könnte die Ursache des Karpaltunnelsyndroms bei dieser Frau sein. Der blaue Fleck war zwar nicht mehr sichtbar, richtete aber einen erheblichen Schaden an. Gleich nach der Behandlung ihres Oberschenkels konnte diese Frau sogar ihre Schnürsenkel am Stiefel zubinden.

Ich erklärte ihr: „Der verletzte Oberschenkel hat große Verbindung zum Darm, der die Muskulatur verantwortet. Der rechte Arm insgesamt ist verantwortlich für den unteren Körper. Wird das Symptom des Karpaltunnels der rechten Hand operiert, bringt diese Narbe später wieder Probleme, meist im Unterkörper.

Treibt der Mensch Sport, gerät der Darm in Schwung, was die Fettpolster schmelzen lässt. Sport „von null auf hundert" bringt den trägen Darm durcheinander, was meist Muskelkater bringt. Wer abnehmen will, sollte natürlich Sport treiben. Das Abnehmen mit trinkbaren oder anderen Mitteln betrifft logischerweise, nur die Innenseite des Darmes.

Probleme mit der rechten Hand

 Eine junge Frau, ca. 20 Jahre, Kassiererin an einer Kasse, klagte über Schmerzen der rechten Hand. Das Kleingeld herausnehmen, bereitete ihr große Schmerzen.
Schon in der zehnten Klasse prüften sie die Lehrer, wegen der Schmerzen in der Hand, nur mündlich.

Ich fragte nach den Verletzungen, die diese junge Frau durchmachte. Sie erzählte mir: „Ich lief als Kind über eine Wiese und trat in eine Sense, die dort lag".

Ihre Narbe am Unterschenkel zeugte davon. Als ich diese Narbe behandeln wollte, sagte sie mir: "Dort habe ich keine Schmerzen".
„Die Ursache für ihre schmerzende Hand, liegt wahrscheinlich, in der Narbe am Unterschenkel". Ich behandelte den Unterschenkel, die Frau hatte keine Probleme mehr.

Ich traf diese Verkäuferin nach drei Jahren wieder, sie hatte nie wieder Probleme mit ihrer Hand.

Ein Mann mit Trigeminusneuralgie

 Eine Frau fragte mich, ob ich ihrem Mann auch helfen könne, er litt nur im Frühjahr und Herbst unter Trigeminusneuralgie. Dieser Nerv im Gesicht, der im Dreieck von Nase, Mund und Ohr sitzt, schmerzte ihm sehr.

Ich sagte ihr, die Ursache einer Trigeminusneuralgie hängt meist, irgendwie mit den Zehen zusammen. Sie sollte ihren Mann fragen.
Sie berichtete ihrem Mann von meiner eigenartigen Antwort, da ging Beiden ein Licht auf. Und tatsächlich, ich lag richtig mit meiner Vermutung.
Der Mann erinnerte sich an seine Schuhe. Er trug diese im Frühjahr und Herbst. Die drückten, wegen der wulstigen

Naht, immer über den Zehen. Er schmiss die Schuhe weg,
damit verschwand seine Trigeminusneuralgie.

Die Zehen sind in den Fußreflexzonen verantwortlich für den
Kopf und alles was sich tiefer im Kopf befindet wie Augen,
Ohren, Kiefer und alles, was zum Kopf gehört.

Nichterklärbare Ohrenschmerzen

Eine Mutter kam mit ihrem elfjährigen Sohn zu mir. Er klagte
über nicht erklärbare Ohrenschmerzen.
Auf meine Frage, in welchem Alter er sich besonders
verletzte, berichtete mir die Mutter, der Junge stürzte
ungefähr im sechsten Lebensjahr von einem Baum auf
seinen Mund.

Dabei verlor er die zwei vorderen Schneidezähne, einen
davon verschluckte er. Seine Zähne standen kreuz und quer.
Der Junge trug eine orthopädische Zahnspange. Diese sollte,
nach und nach, die seitlichen Zähne zusammenschieben,
und damit die fehlenden Schneidezähne so gut wie möglich
ersetzen.

Ich sagte der Mutter, sie möchte bitte noch einmal in den
Mund des Jungen hineinschauen. Was sie auch tat, sie
wusste genau so wenig wie ich, was passieren könnte.
Während der Behandlung berichtete der Junge, wie und
welcher Zahn locker wurde und sich wieder festsetzt. Er
zeigte dabei mit seinem jeweils nach oben oder nach unten
zeigenden Zeigefinger die Richtung an, die der jeweilige

Zahn nahm. Erhobener Zeigefinger sagte, der Zahn am Unterkiefer lockert sich. Der nach unten gerichtete Zeigefinger sagte, dass der Zahn sich festsetzt.
Der gesamte Kiefer wurde gerichtet, damit verschwanden seine Ohrenschmerzen.

Zur zweiten Behandlung berichtete mir die Mutter, dass sie mit ihrem Sohn einen Tag nach unserer ersten Behandlung beim Kieferorthopäden in der Uniklinik zur Behandlung war. Er schaute in den Mund, schüttelte geschockt mit seinem Kopf, er stutzte, sagte aber nichts. Schaute noch einmal ungläubig in den Mund, schüttelte schweigend seinen Kopf und verlangte scharf und bestimmt von der Krankenschwester: „Den alten Abdruck des Kiefers".
In der einen Hand den alten Abdruck des Kiefers, schaute er noch einmal staunend in den Mund des Jungen. Er konnte es nicht begreifen, der Kiefer war gerichtet, die Zähne standen gerade. Der Arzt sagte, der Junge könne jetzt auch zu einem Zahnarzt in seiner Stadt, brauchte nicht mehr in die 90 km entfernte Uniklinik Leipzig.
Die Mutter verschwieg dem Arzt unsere Behandlung, weil der schon wegen der Zahnhygiene des Sohnes motzte. Sie betonte: „Obwohl der Junge immer ordentlich seine Zähne putzt".

Die zweite Behandlung war auch sehr ungewöhnlich. Der Junge saß auf dem Stuhl, seine Augen waren geschlossen. Nach einer gefühlten Minute, spürte er vorn in der Brustmitte einen kleinen Druck, wie ein Steinchen, das mal hoch und dann wieder runterrutscht und jedes Mal kleiner wurde, schließlich löste es sich auf. Keine Ahnung wo das

„Steinchen" herkam und wo es hinging. Wir hatten den
damals verschluckten Zahn in Verdacht, den der Körper in
dieser Behandlung wahrscheinlich zerstörte.

Rheuma schon mit sieben Jahren

 Ein Vater kam mit seiner 7-jährigen Tochter zu mir, sie
klagte über Rheuma.
Auf dem 200 km weiten Weg von Leipzig nach Hause musste
der Vater tanken. Dort traf er seinen "alten" Schulkameraden
wieder, sie tauschten Erinnerungen aus.
Unter anderem fragte der Tankwart, wohin sein Weg führt.
Der Vater sagte, dass die Tochter über Rheuma klagte und
sie auf dem Heimweg von der Uniklinik seien.
Der Tankwart schrieb die Adresse auf einen Zettel und gab
ihm dazu den Rat: "Schau doch mal bei der Heilerin vorbei.
Sie half mir bei meinen Rückenschmerzen. Vielleicht kann
sie auch Deiner Tochter helfen".

Ich fragte nach Verletzungen und die Blinddarmnarbe war
der Schlüssel. Nach drei Behandlungen war das Mädchen ihr
Rheuma los, sie brauchte nicht mehr in die Uniklinik.

Rheumaschmerzen überall

Ein älterer Mann brachte seine Frau zu mir.
Er wollte erst mal sehen, ob ich seiner Frau helfen kann,
dann würde er sich auch behandeln lassen.

Nun fragte ich ihn, nach seinen Beschwerden. Er klagte über Rheuma. „Ja, Rheuma, da gibt es viele Arten. Menschen mit Rheumaschmerzen überall, ohne erkennbare Veränderung an den Gelenken, hatten, meist in der Kindheit oder Jugend, eine Gehirnerschütterung".

„Nein, hatte ich nie".

Dann wäre noch, so überlegte ich, ein Gehirntumor. Menschen mit Gehirntumor könnten überall Schmerzen haben. Ihre Ursachen liegen meist nicht im Gehirn selbst. Meist steht die Halswirbelsäule oder die großen Zehen oder beide, in diesem Zusammenhang. Die Zehen sind insgesamt zuständig für den Kopf. Hallux valgus, auch bekannt als Frostballen, steht in den Fußreflexzonen mit der Halswirbelsäule in großer Verbindung.

Bei ausgeprägtem Hallux valgus zeigt auch die Halswirbelsäule irgendwelche Probleme, das ist eine Wechselwirkung.

Die kleineren Zehen verantworten dann Augen, Ohren, also alles, was in und um den Kopf ist. Die großen Zehen speziell für den ganzen Kopf. Unter den Zehennägeln liegt das Gehirn (Beispiele siehe: „Dummer Kopf"), oder „sechste Zehe". Ich fragte ihn speziell nach einer Verletzung einer großen Zehe.

Ich war wie vom Blitz getroffen. Er sagte spontan: „Die ist ab. Ein Zug fuhr über meine große Zehe".

„Nein wirklich? Ich will nicht recht haben. Alles braucht, beim Erwachsenen, 20; 40 oder 60 Jahre, von einer bestimmten Verletzung zum Ausbruch einer Krankheit oder Schmerzen. Meistens schreit der Körper danach fünf Jahre:

"Tu was, tu was!". Wir Menschen verstehen nur den Schmerz und bekämpfen diesen.

 Wahrscheinlich behandelt man nur die Symptome, deshalb bekommt der Mensch meist jedes Jahr ein neues Problem. Ein Loch wird gestopft, ein anderes reist auf. Zu den 20 Jahren nach solch einer Verletzung kommen meist fünf Jahre lang, jedes Jahr neue Beschwerden dazu. Nach den 25 oder 45 Jahren bricht von „innen" was aus. Was genau passiert, weiß ich nicht".

Mein Bruder ist mir heute noch böse. Ich erklärte ihm diese Zeitrechnung, nicht aber, wann seine Frau stirbt. Als seine Frau dann nach diesen fünf Jahren starb, verschlechterte sich unser Verhältnis, was sowieso schon schlecht war.

Ich fragte den Mann, seit wann sein Rheuma auftrat. Er sagte: „Seit zwei Jahren schmerzt der Körper und Rheuma wurde diagnostiziert". Ich rechnete und fragte, ob der Unfall vor 22 oder vor 42 Jahren war.

Ich hatte wieder recht. Der Unfall war 1950, als seine große Zehe vom Zug abgefahren wurde. Der Mann scheint einen Gehirntumor zu haben, aber keine Ahnung davon. Ich nahm mir seine Frau zur Seite und erzählte ihr von meinen Erfahrungen, nicht von meiner Vermutung. Ich riet ihr dringend, mit ihren Mann einen Arzt aufzusuchen, um den Kopf untersuchen zu lassen.

Eine Woche später rief die Frau an. Sie sagte den nächsten Termin ab. Der Mann liegt im Krankenhaus und sie kann nicht Autofahren. Ich hörte nichts mehr von den Beiden.

Ursache für Skoliose

Eine ca. fünfzigjährige Frau mit Skoliose saß schon auf dem Stuhl zur Behandlung.

Da diese Frau mein erster Fall mit Skoliose war, fragte ich sie nach allen möglichen und unmöglichen Verletzungen. Unter anderem sagte sie mir, sie verbrannte sich in ihrer Kindheit mal ihre Hände.

Ich behandelte der Frau ihre Hände, ohne sie dabei anzufassen. Erschrocken zog sie ihre Hände zurück. Sie sagte, der Schmerz erinnere sie tatsächlich, als hätte sie gerade erst ihre Hände verbrannt. Einige Sekunden später beruhigte sich der Schmerz, sie spürte angenehme Wärme. Diese kroch dann über den ganzen Körper und machte ihn angenehm locker.

Jetzt konnte ich aufatmen und sagte laut: "Vielleicht fanden wir damit die Ursache für Skoliose".

Ein junger Mann, der noch wartete, lachte über meine Worte. Das musste ich ergründen und fragte ihn, ob er auch Skoliose habe. Zum Betonen drehte er seinen Kopf leicht, halb neigend zum „ja". Sagte aber, er verbrannte sich niemals seine Hände. Er habe Probleme mit den Augen und Skoliose.

In den Handinnenflächen liegen auch die Augen, überlegte
ich, hm, ok.

Da sein Vater auch bei mir zur Behandlung war, fragte ich
ihn, ob sich sein Sohn in seiner Kindheit mal die Hände
verbrannte. Der Vater bejahte. Nun behandelte ich seine
Hände und Füße. Der junge Mann staunte, seine Augen und
auch die Wirbelsäule reagierten von beiden.

Die Schilddrüse

Eine Frau klagte über ihre Schilddrüse. Ihre geliebten
Rollkragenpullover konnte sie leider nicht tragen. Die
schnürten ihr gefühlsmäßig den Hals zu. Meine Hände
reagierten vorn an ihrem Hals, vielleicht an der Schilddrüse,
was seltener vorkommt. Meist liegen die Ursachen mit
Beschwerden der Schilddrüse in der Halswirbelsäule und
verursachen auch noch Kopfschmerzen und Depressionen.
Die Frau beschrieb, was sie fühlte:
„Ich spüre, vorn auf meinem Hals einen Druck. Etwa zwei
Finger dick. Der vergrößert sich jetzt zu einem Latz in
Richtung Bronchien, bis zum Bauch. Dort spüre ich „Etwas“,
in der Größe eines Tennisballs. Jetzt verkleinert der sich zu
einem Band nach oben. Das legt sich leicht auf meinen
Hals“.
Der „Tennisball“ hörte sich seltsam an. Ich fragte sie, ob ihr
Arzt vielleicht von einem Myom sprach. Erstaunt platzte es
aus ihr heraus: „Ja, das stimmt“.

Bei der nächsten Behandlung war ihr Kragen vom Pullover schon gefühlsmäßig nicht mehr so "eng". Nach der dritten Behandlung war das Würgegefühl weg.
Schade, der erste Frauenarzt sprach von einem Myom. Dann behandelten wir die Schilddrüse. Nach dem Wechsel des Frauenarztes sah der andere Frauenarzt kein Myom mehr. Ein Nachweis wäre schon interessant gewesen.

Schilddrüse und Myom

Während der Behandlung einer anderen Frau, die über Schilddrüsenprobleme klagte, erklärte ich gerade die Zusammenhänge Schilddrüse und Myom. Aus Erfahrung heraus fragte ich sie, ob der Frauenarzt eventuell von einem Myom sprach. Erstaunt sagte sie: „Ja, das stimmt".

Eine andere Frau, die stillschweigend das Zimmer betrat, blieb wie erstarrt in der Tür stehen. Als sie sich bemerkbar machte, bestätigte sie mir diesen Zusammenhang. Sie habe auch ein Schilddrüsenproblem und ein Myom.

Natürlich bekommt nicht jede Frau mit einem Schilddrüsenproblem gleich ein Myom. Nach meiner Erfahrung wächst die Schilddrüse über viele Jahre. Sie wächst meist über den Brustkorb hin zum Unterleib. Dort findet das „Schilddrüsengewebe" eine Sackgasse und über viele Jahre entsteht das Myom.

Wird nun das Myom durch eine Operation entfernt, zieht sich das „Band" zurück nach oben in die Schilddrüse. Da die

Ursache des Myoms und der Schilddrüse nicht beseitigt ist, wächst die Schilddrüse jetzt richtig sichtbar.

Ich behandle immer den ganzen Körper, dabei beichten mir manche Frauen bei Schilddrüsenproblemen meist noch ein Myom, Kopfschmerzen oder Depressionen. Meist sogar alle drei zusammen.

Manche Frauen beklagen sich bei mir, sie essen immer weniger und nehmen immer weiter an Gewicht zu. Meist wachsen sogar ihre Brüste. Das wird anfangs noch als gut empfunden. Setzt sich dieses Wachstum durch den ganzen Körper fort, wird es unangenehm. In solchen Fällen produziert wahrscheinlich die Schilddrüse durch den ganzen Körper eine Art „Schilddrüsengewebe". Deshalb sollten Mahlzeiten vielleicht nicht weniger, sondern auf den Hormonhaushalt abgestimmt werden.

Alle diese Probleme liegen wahrscheinlich an der Schilddrüse. Diese haben ihre Ursachen tatsächlich meist in den Halswirbeln. Da Alles mit Allem zusammenhängt, sehe ich hier einen Zusammenhang zwischen den sieben Chakren (Hauptchakren) und den sieben Halswirbeln.

Ein älterer Mann ca. 75 Jahre

Ich besprach ihm vor neun Jahren erfolgreich seine Gürtelrose. Jahre später erfolgreich seine Rückenschmerzen.

Diesmal kam er wegen „Schmerzen überall", besonders in der rechten Brust und die rechte Hüfte krampfte manchmal.

Sein Körper hatte angeblich nur wenige Verletzungen. Sein Rundrücken gefiel mir nicht, dieser könnte vielleicht die Brustschmerzen verursachen. Die Mandeln wurden ihm entfernt und er erlitt nur kleinere Verletzungen.

Meine Hand reagierte erstmal nur kurz an seinen Mandeln. Keine Reaktionen an den Füßen und auch am Bauch nichts. Nun sah ich mir seine Hände an und tatsächlich schaute mich an seiner linken Innenhand eine ordentliche Narbe an. Diese verlief hakenförmig vom linken Daumen zum Mittelfinger. Nun klärten sich auch seine Brustschmerzen rechts, auch seine Hüftkrämpfe rechts und die ganzen anderen Beschwerden auf.

In jeder Hand liegt der gesamte Körper. Wir haben nur einen Körper, aber zwei Hände. In jeder Hand liegt eine Gehirnhälfte, die wieder für eine Körperseite verantwortlich ist.
Auch erinnerte er sich noch an eine schwere Verletzung. Als er vor vielen Jahren von der Leiter fiel, blieb er mit einem inneren Oberarm am Zaun stecken. Er wusste nicht mehr welche Seite.
Als ich seine linke Hand an der Narbe anfasste, wurde diese warm. Sein Arm wurde, wie bei der Kinesiologie, ganz leicht und hob sich an, meine Hand ging nur leicht hinterher. Tatsächlich reagierten meine Hände nur noch unter seinem linken Oberarm. Jetzt sah ich auch seine Narbe an dem linken inneren Oberarm, in der Nähe der Achsel.
Unglaublich, der Körper selber zeigte uns die richtige Seite. Der linke Arm kommuniziert mit dem rechten Bein. Als sein Arm nach oben ging, erklärte ich ihm die Kinesiologie.

Nach drei Behandlungen blieben seine Brustschmerzen weg
und die Hüfte krampfte auch nicht mehr.

Leicht wie eine Feder

Um einfach mal zu entspannen, legte ich mich selber mal auf
den Teppich. Meine Hände lagen locker neben den Hüften,
ich war ein wenig im „fünften Himmel". Nach einer Stunde
wachte ich auf und schaute an die Uhr.

Oh! Jetzt musste ich mich aber beeilen, um im Konsum noch
ein Brot zu bekommen. Auf dem Weg fiel mir auf, dass ich
leicht wie eine Feder war, die Beine liefen fast alleine. Ich
war fasziniert. Natürlich kaufte ich noch mein Brot.

Sehr wahrscheinlich hatte ich irgendetwas mit meinen
Hüften. Schon als Kind mit dem Roller stieß ich mich nur
immer mit dem rechten Bein ab. Im Schulsport konnte ich
zwar rennen und war die Zweite, aber beim Spagat oder
ähnlichen sportlichen Übungen wollte das nicht so gelingen.

Mit meinem 25. Lebensjahr fuhr mich ein Autofahrer am
Fußgängerüberweg an. Einen blauen Fleck hatte ich
bestimmt.
Oder als mein Mann das Treppenhaus tapezierte und ich die
Treppe ohne Halt runter segelte. Diese Behandlung galt
sicher meinen Hüften.
Jetzt verstand ich, wenn die Menschen immer lächelnd
meinten, sie fühlen sich richtig locker und leicht", manche
sagten sogar: „Wie neugeboren".

Die erste Hilfesuchende mit Parkinson

 Täglich kommen Menschen, überwiegend mit Kopf-, Rücken-, oder Knieschmerzen zu mir. Die Ursachen liegen meistens in uralten Narben und anderen Verletzungen wie blaue Flecke oder Operationsnarben.
Nun kam eine Frau mit der Diagnose „Parkinson". Dieses Zittern der Hände oder anderer Gliedmaße ist eine Störung im Gehirn. Die wirklichen Ursachen sind in der Wissenschaft noch nicht erforscht.
Nun saß diese Frau vor mir und wollte das Zittern loswerden. Eine ungewöhnliche Krankheit hat eine ungewöhnliche Verletzung zur Ursache. Gewöhnliche Verletzungen konnte ich ausschließen. Eine Behandlung dauert meistens zwei Stunden.

Meine Hände scannten den Körper der Frau nach Narben und anderen Verletzungen, ohne sie dabei zu berühren. Nach fast zwei Stunden wollte die

Frau ihre Tablette einnehmen. Ich bat sie, noch etwa fünf Minuten zu warten, da ich gleich an ihren Füßen angekommen bin.

Plötzlich hörte das Zittern auf.
Erstaunt fühlte sie sich richtig leicht und gut.
Ich fragte gleich nach einer ungewöhnlichen Verletzung der Füße oder Zehen. Sie sagte mir, sie erfror sich die Zehen in ihrer Kindheit.

Wir mussten erleichtert feststellen, wir entdeckten die
Ursache für diese Krankheit.
Danach kamen auch noch andere Menschen mit Parkinson.
Hier fragte ich gezielter nach erfrorenen Zehen und es wurde
mir oft bestätigt, dass ich die Ursache fand.

Ein Mann fragte mich am Telefon, ob ich auch bei Parkinson
helfen könne. Ich fragte nach Erfrierungen der Zehen. Am
anderen Ende war Funkstille. Ich rief: „Hallo". Nach
sekundenlanger Stille, sagte er mir, er erfror sich im Krieg
seine Zehen.

Nein, hellsehen kann ich nicht. Dennoch kommen
Erfrierungen bei dieser Krankheit sehr häufig vor. Manchen
wackelt „nur" der Arm. In den Fußreflexzonen liegen die
Arme jeweils an der Außenseite der Füße. Manchmal können
sich die Kranken sogar noch an eine Erfrierung erinnern.

Es gibt Tafeln mit Fußreflexzonen, wo jede Zone eine
Beziehung zu den Organen und Gelenken pflegt. Die Zehen
haben ganz große Beziehungen von Schulterbereich bis
Kopf.

Amyotrophe Lateral Sklerose, eine Nervenkrankheit

Ein Mann klagte über eine der schlimmsten
Nervenkrankheiten, kurz: „A.L.S."
Schon bei der Begrüßung gab er mir nur seine linke Hand.
Die rechte Hand fühlte sich steif an, fast wie ein Stück Holz.

Auch seine Beine waren mächtig steif, so dass seine Frau für meine Treppenstufe eine Zwischenstufe mitbrachte.
Wie bei allen Hilfesuchenden fragte ich vorrangig nach alten Verletzungen und Operationen.

Als Hundeführer bei der Armee der DDR biss ihm ein Hund in die linke Hand, die aufwendig operiert und genäht werden musste. Das war eine große Verletzung, die ich als wahrscheinliche Ursache, der ALS in Betracht zog. In der Handinnenfläche liegt das Gehirn. Die damals zerfressene linke Hand, die eigentlich nur, dank der Kunst der Ärzte, wieder aussah wie eine Hand des Mannes, war die Bessere seiner beiden Hände. Gute Heilpraktiker akupunktieren meist erst die gesündere Seite des kranken Körpers. Da aber mindestens zwei Komponenten für eine Krankheit zu suchen sind, fragte ich nach anderen Verletzungen.

Der Mann arbeitete nach seiner Armeezeit viele Jahre als Elektriker. Als er eine Freileitung reparieren sollte, schaute er nach oben. Im selben Augenblick fiel ihm eine große Porzellan-Isolierung auf die Stirn und er brach zusammen. Mit diesem Unfall verletzte er sich nicht nur die Stirn, die Halswirbelsäule verstauchte in einem ungewöhnlichen Winkel. Auch seine Blinddarmnarbe reagierte besser als gedacht. Der Bauch steht in großem Zusammenhang mit dem Kopf.

In den Handtellern der Handreflexzonen liegt der Bauch aber auch das Gehirn. Verliebt sich ein Mensch, dann kribbelt es im Bauch, nicht im Gehirn. Auch kann, wer es kann, aus der Hand lesen wie in einem Buch.

Seine linke Hand, die Stirn und die Halswirbelsäule
reagierten sehr gut.

Einen Tag später rief seine Frau mich ganz aufgeregt an, ihr
Mann sei in ihrem Haus alleine hoch und runter gelaufen, als
wäre er gesund.
Dieser Zustand hielt leider nur einen Tag an und kam nicht
wieder. Wir konnten nur verbessern. Da ich immer den
ganzen Körper behandle, wusste ich nicht mehr, welche der
vielen Verletzungen am Körper des Mannes ich genau
behandelte.
Leider konnte die Frau mir diese Frage danach auch nicht
beantworten. Während ich ihren Mann behandelte, verschlief
sie jede Behandlung an meinem Tisch. Ich fragte sie, was
sich eventuell gesundheitlich bei ihr selbst verbessern
konnte. Sie sagte, sie habe keine Kopfschmerzen mehr.
Die Energie ging sicher auch auf die Frau über.

Wasser im Hodensack

Ein junger Mann ca. 36 Jahre, kam mit der Diagnose vom
Arzt „Wasser im Hodensack".
Ich fragte nach Verletzungen der Kindheit und Jugend. Der
Mann hatte zwei Operationen am rechten Ellenbogen. Ein
Unfall stoppte ihn mit seinem neunten Lebensjahr. Die Ärzte
setzten damals einen Draht zur Festigung des
Ellenbogenbruchs ein. In seiner Armeezeit sei diese Narbe
einem Arzt aufgefallen, der Draht wurde entfernt. Zum
Wasser im Hodensack entdeckten die Ärzte noch eine Narbe

direkt am Herzen, obwohl er dort nie operiert wurde. Das war merkwürdig, ist aber vielleicht zu erklären.

Der rechte Arm ist in erster Instanz für den unteren Körper zuständig. Deshalb kam für mich ein Zusammenhang zwischen dem Wasser im Hodensack und seinem rechten Ellenbogen in Frage. Die Narbe am Herzen entdeckten die Ärzte nur durch Zufall. Am Ellenbogen liegt ein Herzpunkt auf dem Herzmeridian der Akupunktur. Der steht in erster Verantwortung zum linken Arm. Energie fließt immer links runter und rechts wieder rauf.

Diese Verletzung auf dem rechten Ellenbogen nahm einen kurzen Weg zur Registrierung in der rechten Gehirnhälfte. Die verantwortet die Probleme auf der linken Körperseite. Ein guter Heilpraktiker, der akupunktieren kann, setzt seine Nadeln, aus Erfahrung, meist auf der gesunden Seite, die meist Schuld hat, an einer Erkrankung.
Der Mann rief mich am Telefon an, sein Wasser im Hodensack verschwand gleich nach der ersten Behandlung.

Der wegradierte Schmerz

 Als mein Mann das Treppenhaus tapezierte, wischte er nur die Stufen vom Tapetenleim trocken. Als ich die Treppe wie immer, nass wischte, rutschte ich, ohne Halt über die schlierig gewordenen Steintreppen auf der linken Rückenseite hinunter. Ich schleppte mich noch auf meine Couch ins Wohnzimmer und rief vor Schmerzen nach meiner Tochter Marika, die auch gleich zur Stelle war. Marika folgte meiner Anweisung. Sie solle mit ihren Händen, ohne mich anzufassen, über meiner linken Hüfte, Rücken und Oberschenkel wie bügeln. So wie Marika ihre kleinen Hände bewegte, so merkte ich, wie der Schmerz wegradiert wurde. Ich stand auf, als wäre nichts gewesen. Abends fragte mich mein Mann, was ich für einen kirschgroßen blauen Fleck am Rücken hatte. Diese kleine Stelle erwischte Marika nicht.

Mein Sohn Marcel, damals 4 oder 5 Jahre alt, wollte wiedermal keinen Mittagsschlaf machen. Ganz spontan hielt Marcel seine kleine Hand an den Hinterkopf eines Mannes. Der erschrak, weil sein Kopf, wie von einem Magneten gezogen, nach rückwärts ruckte. Wir wunderten uns schon, heilen kann wahrscheinlich jeder, der die Liebe dazu aufbringt.

Kreidebleich

  Eine Frau mit Kopfschmerzen erwartete von mir Hilfe. Auf meine Fragen nach Verletzungen gab sie mir einen schweren Unfall mit offenen Schädelbruch als Kind an. Als meine Hände schon etwa 1 Minute über ihren Kopf schwebten, beschlich mich ein seltsames Gefühl. Erst in meinen Beinen, dann kroch es an mir hoch und verstärkte sich.
Mir war, wie umfallen, oder als verliere ich das Bewusstsein. Wortlos ging ich nach draußen, um frische Luft zu schnappen. Ich traute mir nicht mal eine Zigarette anzuzünden, so elend war mir. Dieses eigenartige Gefühl wollte nicht weichen. So schleppte ich mich wieder in mein

Behandlungszimmer, legte mich ohne Worte auf meine Behandlungsliege. Nach einer Minute merkte ich, wie das Leben vom Kopf bis zu den Füßen in mir wiederkehrte. Nach etwa 2 Minuten stand ich auf, als wäre nie etwas geschehen. Die Menschen, die auch im Zimmer waren, sagten mir, ich sah aus wie eine „Kalkwand".

„Nun ja, ich bin auch nur ein Mensch", antwortete ich. Frisch gewagt ist halb gewonnen, dachte ich und wollte mit meiner Behandlung der Frau fortfahren. Nein! Das ist ein Alptraum! Das eigenartige Gefühl kam wieder. Da wusste ich, dieses Ereignis, was mich fast aus den Latschen kippen ließ, das stand sicher im Zusammenhang mit dieser Frau.

Ich entschuldigte mich und sagte ihr, dass ich sie nicht behandeln kann. Wahrscheinlich verbinden sich unsere beiden Körper. Dieses seltsame Gefühl war sicher das Gefühl, wie die Frau damals zu ihrem Unfall mit offenem Schädelbruch erlebte.

Der Lappen

Eine junge Frau, ca. 32 Jahre, Mutter von zwei Kindern, sie sah aus wie ein Schulmädchen, kam wegen ihrer Krampfadern zu mir. Ihre Mutter kam auch in meine Behandlungen.
Ich fragte nach Verletzungen, angefangen in der Kindheit. Meine Fragen gingen dann in Richtung Geburten und ob diese recht lange dauerten.

Sie zeigte mir die Narbe am rechten Handgelenk, die stamme von einer Glasscherbe. Als Kind fiel sie mit einer Flasche hin und verletzte sich die Innenseite am Handgelenk. Ich verdächtigte diese Narbe als Ursache der Krampfadern. Der rechte Arm insgesamt pflegt große Beziehungen zum unteren Körper.
 Dieser Bereich der Narbe am Handgelenk gehört in der Akupunktur zum Unterleib. Diese Punkte an der Innenseite der Handgelenke (siehe Handreflexzonen), dürfen in einer Schwangerschaft nicht behandelt werden.

Auf meine Frage, ob sie schwanger sei, war die Antwort: "Nein, ich habe schon zwei größere Kinder und keinen Gedanken an ein drittes Kind". Ich behandelte dann auch ohne die Frau anzufassen nur diese eine Narbe. Meine Hand hielt ich ungefähr 8-10 cm über der Narbe am Handgelenk. Sie sagte mir, wie sie die Wärme spürte: „Die Wärme kriecht von der Narbe am Handgelenk in die Hand und in die Finger. Sogar in den Kopf, die Arme und Beine und nun durchflutet die Wärme den ganzen Körper".
Nach der Behandlung fühlte sie sich richtig gut und bedankte sich.

Am nächsten Tag stand diese junge Frau vor meiner Tür und verlangte von mir, ich solle ihr das „Etwas" herausziehen, was bei ihr zwischen den Beinen herausschaut. Ich sah einem Lappen ähnlichem „Etwas".

Ich betonte, ich habe sie nicht angefasst und werde auch nichts herausziehen. Ich bat sie, sofort zum Arzt zu gehen.

Ich war völlig von den Socken, sie hatte ja Recht, sie war gestern bei mir, ich behandelte diese Frau. Ich wusste aus Erfahrung, der Körper kann akupunktieren, einrichten, massieren, operieren, Faszien (Bindegewebe) dehnen, aber hier? Das war mir unbegreiflich, ich bin entsetzt, alles brach in mir zusammen.

Da ich die Frau aber nicht anfasste, hat der Körper irgendwas gemacht, was mir unbegreiflich ist.
Ich war völlig am Ende, wusste keinen Rat mehr, dachte nur an eine Brücke und den Zug, als den allerletzten Ausweg. Vorher ging ich erst mal zu einem guten Freund, der wirklich hellsehen kann. Ich erklärte ihm, was passiert war.

Er sagte mir, ich sollte beruhigt nach Hause fahren, der Frau geht es gut.
„Das gibt's doch nicht!"
„Ja, machen Sie sich keine Sorgen, alles in Ordnung". Das kam mir sehr seltsam vor, konnte das überhaupt nicht verstehen. Da er sehr zuverlässig ist, beruhigten mich seine Worte nur ein wenig und ich fuhr nach Hause.

Als die Mutter der jungen Frau zur Behandlung kam, fragte ich mit gemischten Gefühlen nach ihrer Tochter, die einen Tag nach der Behandlung vor meiner Tür stand.

Die Tochter war, gleich von mir aus in die Klinik gefahren und hatte eine Fehlgeburt.
Die Mutter erzählte mir: „Meine Tochter hatte nie ihre Regelblutung und merkte nicht, wenn sie schwanger ist. Die Krampfadern bekam sie nur in der Schwangerschaft. Die

zwei Kinder sind einfach und ohne Ankündigung, zwischen
den Kühltruhen geboren".

Nach einem Jahr begegnete mir die junge Frau mit einem
Kind im Kinderwagen. Sie erzählte mir, sie gebar einen
gesunden Jungen. Ich freute mich für sie. Gehört hatte ich
schon davon, erlitt eine Frau eine Fehlgeburt, bekommt sie
ein Jahr später ein Kind. Nun hatte die junge Frau drei Kinder
und alle waren glücklich.

Das war eine Behandlung, die ich nie vergessen kann.

Gebärmuttervorfall

An einem Freitagvormittag kam eine Frau ca. 38 Jahre zu
mir, wegen ihrer Kopfschmerzen. Sie fragte nach einem
Termin zur Behandlung. Kommenden Montag ginge sie erst
einmal ins Krankenhaus wegen Gebärmuttervorfall zur
Operation. Das war sehr interessant für mich. Ich behandelte
die Frau gleich in derselben Stunde. Andere Hilfesuchende
schickte ich wieder nach Hause. Wir waren so gegen 16 Uhr
fertig.

Schon eine Stunde später, nach dem ersten Toilettengang,
fühlte sie nicht mehr die Gebärmutter zu verlieren.
Während der Behandlung zitterte die Frau, ihr war sehr kalt.
Im Zimmer war es warm. Nach meiner Erfahrung stellte der
Körper die Situation noch einmal nach, wie der Mensch
früher irgendwann mal erlebte. Ich lag genau richtig.

Sie erzählte mir, Sie zitterte während der Geburt eines ihrer
Kinder genauso. Der Arzt bezeichnete das als "normal", es
sei "Schwäche" vom Körper.
 Sicher lockerten sich damals die Bänder. Über viele Jahre
verursachten diese den Gebärmuttervorfall. Bei der
Behandlung zogen sich über bibbern und zittern die
Gebärmutterbänder wieder straff.

Am Montag, an dem die Frau operiert werden sollte, sagte
sie die Operation ab. Sie ging zu ihrem Frauenarzt. Der
staunte nicht schlecht, er konnte keinen Vorfall der
Gebärmutter mehr feststellen.
Sie war noch mehrere Male zur Behandlung des ganzen
Körpers bei mir. Dabei sagte sie: „Ich muß Ihnen dringend
was Merkwürdiges erzählen. Jedes Mal, wenn ich von der
Behandlung nach Hause ging, war mir im Mund so ein
komisches Gefühl am Zahnfleisch.

Zu Hause schaute ich in meinen Spiegel und sah dann einen
kleinen Einschnitt im Zahnfleisch, dieser sah aus wie eine
Narbe. Das war mir sehr seltsam". Ich erklärte ihr: „Der
Körper operiert fast alleine, die Narbe am Zahnfleisch ist real.
Sicher operierte der Körper nicht nur die Gebärmutter. Weil
der Körper ein Ganzes ist, repariert er immer im
Zusammenhang mit den Zähnen oder anderen Ursachen".
Die Kopfschmerzen der Frau hatten einen Grund. Der Körper
reparierte erst den Vorfall, dann das Zahnfleisch, damit
verschwanden die Kopfschmerzen.

Ich traf die Frau nach acht Jahren wieder. Die Ärzte
entfernten ihr vor zwei Wochen die Gebärmutter. Für die

Frau waren die acht Jahre aber schon sehr viel Gesundheit,
wenn man bedenkt, sie hätte schon mit 38 Jahren die
Gebärmutter entfernen lassen müssen.

Die Blinddarmnarbe und Kopfschmerzen

Normalerweise fasse ich Hilfesuchende nicht an. Ich
behandelte wie immer über dem Pullover am Bauch, dort
fühlten meine Hände eine heftige Reaktion. Eine wulstige
Blinddarmnarbe verursachte hier wahrscheinlich
Kopfschmerzen. Der Bauch kommuniziert mit dem Kopf.
Beide sind ähnlich gewunden. Verliebt sich der Mensch,
kribbelt es im Bauch, nicht im Gehirn.

Meine Hände schwebten über seinem Pullover. Der Mann
berichtete mir, er spüre die Energie in oberflächlicher
Heizwärme, dazu einen Druck auf der Blinddarmnarbe. Nur
einen winzigen Augenblick tippten meine Hände nur leicht
den Pullover.
Er beschrieb einen leichten Stromschlag, bat mich, meine
Hand auf die Stelle am rechten Bauch auf seinen Pullover zu
legen. Meine Neugier stieg, ich legte meine Hand auf. Der
Druck auf den Bauch erhöhte sich.
Ließ ich meine Hand los, spürte er immer noch den Druck. Er
bat mich, meine Hand, wieder auf seine Blinddarmnarbe zu
legen. Ich glaubte nicht, was ich da erlebte.

Der Bauch des Mannes zog sich nach innen. Meine Hand
klebte förmlich an seinem Pullover. Nach einer Minute stieß
der Körper meine Hand ab, wie zwei gleiche Pole sich

abstoßen. Der Bauch wurde wärmer. Ein zweites Mal durchflutete die Wärme den ganzen Bauch, fasst heiß. Nach dem dritten Mal spürte der Mann ein Wärmegefühl an den Lendenwirbeln. Damit gelang der Durchbruch vom Bauch in die Lendenwirbelsäule. Die Wärme kroch vom rechten Bauch durch den Körper. Er beschrieb den Weg der Energie.

Von der Blinddarmnarbe in seinen Bauch, dann in den Rücken, in das rechte Bein, zurück und rechts hoch über den rechten Arm, über den Kopf. Hier erfolgt die Umkehr nach links. Über den linken Arm bis ins linke Bein. Zurück in die Lendenwirbelsäule und Bauch. Damit schaffte die Energie die erste Runde. Die zweite Runde war nicht ganz so lange. Nach der dritten Runde schmerzte der Kopf sehr viel weniger.

Nach meiner Theorie war die wulstige Blinddarmnarbe der größte Energieblocker. Über den Bauch durchbrachen wir erst einmal eine „Leitung" in die Lendenwirbelsäule. Vergleichbar wie eine verstopfte Kreuzung. Erst könnte ein Radfahrer durch, dann ein Moped und so nach und nach die Autos. Somit konnten alle anderen „Kreuzungen" frei werden.

Wie auch bei anderen Hilfesuchenden, klärte ich diesen Mann auf. Die Schmerzen dürfen auch wiederkommen, meist aber abgeschwächt. Der Körper hat sein eigenes Heilungssystem. Es geht zwei Schritte vorwärts, aber einen wieder zurück. Nach mehreren Behandlungen, auch der anderen Narben, war der Mann seine Kopfschmerzen los.

Depressionen aus der Tiefe

Die unglaublichste und doch wahre Behandlung.
Ein Mann schob seine fünfzigjährige Frau, regelrecht in mein
Zimmer herein.
Sie sagte gleich zu mir: "Sie können mir sowieso nicht
helfen".
Ich weiß nie vorher, ob ich helfen kann. Deshalb antwortete
ich locker: "Das werden wir doch sehen".
Zu Anfang des Gespräches erfuhr ich, dass die Frau in der
Klinik wegen Depressionen behandelt und nur für zwei Tage
entlassen wurde.
Um die Ursache der Depressionen zu finden, stellte ich
meine Fragen in Richtung Vergewaltigung oder Schock.
Eine Vergewaltigung oder der Gleichen hatte sie nicht
erfahren müssen, so sagte sie.
„Aber vielleicht..."

Die Frau erzählte mir, sie spielte als Kind, kurz nach dem
Krieg, auf dem Hof mit anderen Kindern. Sie schaute durch
ein Loch in der Bretterwand, die sie vom Nachbarhof trennte.
Einer der Russen trat mit voller Wucht gegen diese, sie hatte
das Gefühl, ihr Herz bliebe stehen.
Nun hatte sie Vertrauen und wir konnten die Behandlung
beginnen.

Meine Hände schwebten über ihrer Schilddrüse, die meistens
im Zusammenhang mit den dazugehörigen Halswirbeln auch
schuldig an Depressionen ist. Sie saß auf dem Stuhl. Mit

geschlossenen Augen erzählte sie, was sie aus tiefster
Erinnerung holte und jetzt vor ihrem geistigen Auge sah:
„Ich sitze in einem großen Raum, es könnte eine
Bahnhofshalle sein."
Ich fragte sie, ob sie noch „da" ist. Ich wollte doch niemanden
hypnotisieren. Sie schlug für einen Augenblick ihre Augen
auf und sagte: "Ja, ich bin noch da".
Gespannt hörten wir zu.
„Jetzt sehe ich mich in einem weißen Bündel auf dem
Fensterbrett und keiner kümmert sich um mich, und keiner
kümmert sich um mich".

Dem Mann und auch mir stockte der Atem, unsere Blicke
trafen sich. Wir dachten dasselbe: „Das gibt es doch nicht!"
Keiner gab nur einen Laut von sich.
„Jetzt sehe ich mich im Kinderwagen, er ist viel zu klein,
meine Beine schauen raus". Wir konnten es nicht fassen.
„Ich sehe mich als weißes Bündel auf dem Fensterbrett und
keiner kümmert sich um mich, und keiner kümmert sich um
mich".
Ich fragte noch einmal nach, ob sie noch „da" ist. Sie schlug
einen Augenblick ihre Augen auf und sagte:
"Ja, ich bin „da".
Sekundenlange Stille.
Jetzt sehe ich mich mit Glotzaugen und Schwimmflossen".
„Ich sehe mich als weißes Bündel auf dem Fensterbrett und
keiner kümmert sich um mich, und keiner kümmert sich um
mich".
Sekundenlange Stille.

„Jetzt sehe ich mich in einer Glocke auf etwas weichem Sitzen, ich stecke den Kopf hinaus, alles ist hell und grell und irgendetwas zieht mich zurück".

„Ich sehe mich als weißes Bündel auf dem Fensterbrett und keiner kümmert sich um mich, und keiner kümmert sich um mich".

„Jetzt sehe ich mich in einem wunderschönen Kleid am Waldrand, ich stehe an einem Abhang".

Ich fragte sie, was das bedeuten könnte, sie schlug einen Augenblick die Augen auf und sagte mir, dass ihre Mutter sich das Leben nahm.

Mit geschlossenen Augen erzählte sie weiter:

„Jetzt sehe ich mich im Kinderwagen, eine Sonne schaut zu mir herein".

Ich fragte sie, was das bedeuten könnte. Sie erinnerte sich an ihre Oma, mit ihrem wunderschönen blondem Haar.

„Ich sehe mich als weißes Bündel auf dem Fensterbrett und keiner kümmert sich um mich, und keiner kümmert sich um mich".

„Jetzt sehe ich mich auf etwas Weichem sitzen".

Mit jedem Wort wurde sie hektischer.

„Ich werde immer kleiner und kleiner, jetzt bin ich nur noch ein Punkt und irgendwas kommt auf mich drauf zu".

Wir hielten den Atem an. Diese Erinnerungen sind fast unglaublich. Ihre Augen gingen auf, der Alptraum war zu Ende. Das war genau das, was die Depressionen ausmachte.

Unsere Interpretation war klar, die Mutter der Frau wurde mit an Sicherheit grenzender Wahrscheinlichkeit vergewaltigt. So unglaublich das klingen mag, die Behandlung war ganz genauso. Der Mann sagte zu mir, wenn er diese Behandlung seiner Frau nicht selbst miterlebt hätte, er würde das nicht glauben.

Meine Interpretation: Diese Frau ist das Ergebnis der Vergewaltigung. Am Abhang steht ihre Mutter, weil die sich das Leben nehmen wollte. Sie selbst sieht diese Szene mit den Augen ihrer Mutter. Die Szene, als sie sich verloren in der Bahnhofshalle sah, könnte sie selbst als Zellkugel, in den ersten Wochen sein.

Die Szene als sie aus der Glocke raus schaut und alles ist hell und grell und Irgendwas zieht mich zurück". Sie könnte ihre eigene Geburt in der Klinik gesehen haben. Das grelle Licht zeugte davon. Die Erinnerungen „in der Glocke mit Glotzaugen und Schwimmflossen", ähneln einer bestimmten Zeit im embryonalen Zustand. In der hektischen Szene sah sie sich als Eizelle, in die ein Samenfaden eindringt.

Diese Erinnerungen aus der Tiefe zeugten von einer gewissen Unordnung im Kopf. Die Mutter verkraftete die Vergewaltigung nicht. In ihr brach eine Welt zusammen. Die verzweifelte Mutter übertrug dieses Gefühl an das Unterbewusstsein des entstehenden Kindes.
Mit dieser Sitzung konnten wir die Geschehnisse zuordnen. Damit beruhigte sich das Unterbewusstsein. Die Frau hatte von der Minute an, keine Depressionen mehr.

Depressionen

 Ein Mann brachte seine Frau zu mir. Sie klagte über
Kopfschmerzen.
Ich behandelte wie immer, ohne sie anzufassen. Nachdem
die Frau von den Beinen bis zur Halswirbelsäule locker war,
wollte ihr Kopf nicht in die Normalstellung wieder zurück. Das
war mir unbegreiflich. Der Kopf der Frau müsste eigentlich
wieder Normalstellung einnehmen.
Ihr Mann war sichtlich genervt, er verließ ohne Worte das
Zimmer. Im selben Augenblick schossen der Frau die Tränen
aus ihren Augen, sie weinte bitterlich. In ihr brach alles
heraus. Sie sagte, sie traute sich nicht, vor ihrem Mann zu
weinen.
Die Kopfschmerzen kamen von den Halswirbeln. Diese
unterdrückten Tränen, die sich dann als Wasserfall
entpuppten, hatten mit Depressionen zu tun. Diese kommen
von der Halswirbelsäule.

Der Kopf der Frau wurde erst locker, als sie endlich ihren
Tränen freien Lauf gab.

Ein junger Mann klagte über Epilepsie

 Ich fragte nach ungewöhnlichen Verletzungen. Der Mann
verbuchte drei Unfälle mit jeweils einem Nasenbeinbruch.
Konnten diese Nasenbeinbrüche die Ursache der Epilepsie
sein?
Während der Behandlung des Nasenbeins wurde die Nase
warm. Als sein Kopf warm wurde, spürte er einen Fleck, etwa

so groß wie eine Pflaume. Während der Behandlung verkleinerte sich die „Pflaume". Sie wanderte in Richtung der Halswirbelsäule und löste sich in den Halswirbeln auf.

Was der junge Mann erzählte, konnte keine Masse sein, die die Ärzte hätten entfernen können. Ein aufgeblasener „Luftballon" käme seinen Empfindungen am nächsten. Der „Ballon" schrumpfte in Richtung Halswirbel, weil er sehr wahrscheinlich dort entstand. Mit dem Nasenbeinbruch verstauchte natürlich auch die Halswirbelsäule. Ich betrachte immer den ganzen Körper.

Logisch wäre das schon. In der Akupunktur liegt in der Halswirbelsäule ein Leberpunkt. Durch Aufregung steigt der Cholesterinspiegel, was vielleicht den Blutdruck erhöht. Dadurch entsteht eine Blockade in der Halswirbelsäule. Vielleicht lässt dieser „Stau" den Ballon wachsen. Wenn die Epilepsie kam, dann weil der „Ballon" größer wurde. Also wenn die Zeit „reif" war, wuchs hier der „Ballon". Er verdrängte bestimmte Gehirnreale. Da alles seinen Platz im Gehirn hat, kann man sich vorstellen, wenn der Ballon mehrere Gehirnareale aneinander reibt, verursachen diese wie ein „Gewitter", was dann die Epilepsie ausmachte.

Der gläserne rechte Arm

Ein älterer Mann besuchte mich wegen seinem, wie er sagte „gläsernem" Arm. Er habe keine Glasknochenkrankheit, er fühle seinen Arm nur wie gläsern.

Hm, dachte ich, ungewöhnliche Krankheiten haben ungewöhnliche Verletzungen als Ursachen. Auf meine Frage nach uralten und auch neuen Verletzungen bekam ich folgende Antwort: „Nach einem Sturz auf meinen rechten Arm vor einem Jahr, bekam ich Physiotherapie, Akupunktur und andere gute Therapien, diese brachten keine Besserung. Nun warte ich auf die Diagnose von der Uniklinik".

Ich erklärte ihm: "Der rechte Arm steht in großer Verwandtschaft zum unteren Körper". Deshalb fragte ich nach einer uralten Verletzung, vielleicht im unteren Bereich vom Körper oder den Beinen. Er zeigte mir eine alte Verletzung am rechten Unterschenkel. Etwa Daumennagel großes dunkelbraunes „Etwas", wuchs schichtweise von innen nach außen, schmerzte aber nicht. Das sah vielleicht aus wie ein gewachsenes Muttermal. „Ja, das Gebilde, stammt von einer Verletzung mit der Heugabel in jungen Jahren. Diese Narbe heilte nur schlecht. Über die vielen Jahre wuchs diese bis zu dem jetzigen Ausmaß".

Ich stelle keine Diagnosen. Hier erkannte ich aber den Zusammenhang.
Der gläserne rechte Arm des Mannes schrie: „Hier stimmt im unteren Körper was nicht, mach was, mach was!". Der Sturz auf seinen rechten Arm war nur der „i-Punkt". Leider kam der Mann nicht mehr.
Ein Nachbar des Mannes sagte mir, er bekam jetzt von der Uniklinik die Diagnose Krebs und ist dort in Behandlung.

Fußschmerzen

Ein älterer Mann klagte über Fußschmerzen im Mittelfuß. Ich
sollte ihm seinen Fuß massieren. Meiner Erfahrung nach,
sind die Ursachen an einer ganz anderen Stelle zu finden.
Ich fragte nach allen Verletzungen und Operationsnarben.
Der Mann fiel vor zwanzig Jahren von der Leiter auf den
Betonfußboden. Bei diesem Sturz auf den Rücken blieb ihm
die Luft weg. Ich erklärte ihm: „Meiner Erfahrung nach, liegt
die Ursache in der Brustwirbelsäule".
Als ich die Brustwirbelsäule behandeln wollte, befahl mir der
Mann. „Nein! Sie massieren mir meinen Fuß!".

Oh! Der Mann bestand darauf. Nun gut, ich behandelte
seinen Fuß. Auch nach zwei Stunden brachte das absolut
keine Besserung. Mir war wie heulen. Er wollte erst nach
Hause fahren, wenn sein Fuß besser ist.
Dann fiel mir ein guter Freund ein, der Hellseher. Der kam
mir zu Hilfe, massierte seinen Fuß und ich durfte seine
Brustwirbel behandeln. Seine Schmerzen besserten sich, er
fuhr nach Hause.

Ungefähr ein Jahr später rief er mich an. Nach unserer
Behandlung ging es seinem Fuß etwas besser. Jetzt bekam
er eine Diagnose vom Arzt. Seine Fußgefäße waren verkalkt.
Zaubern kann niemand.

Trennung von Verwachsungen

Eine Frau, sie war ca. 50 Jahre, behandelte ich, wegen ihrer Kopfschmerzen. Meine Hände reagierten im Abstand zu ihrem Körper. Während der Behandlung sagte sie mir, was sie im Bauch merkwürdiges spürt.
„Als wenn jemand im Bauch irgendwas trennt". Meiner Erfahrung nach, kann nur getrennt werden, was nicht zusammengehört.
„Ja! Das fühlt sich an, wie beim Schlachten von Karnickel, wenn die Haut vom Fleische getrennt wird".

Ich fragte sie, ob ihr das irgendwas sagt. „Ja", stimmt. Sie erinnerte sich. „Meine Leber. Angeblich Verwachsungen mit dem Darm, so sagte der Arzt".
Nun wussten wir, der Körper operiert sogar. Er trennte in einer Operation die Verwachsungen. Damit besserten sich ihre Kopfschmerzen.
Mit Worten kann man diese unglaubliche Situation fast nicht ausdrücken.

Warum Impfungen gut sind

In den meisten Fällen richten Impfungen keinen Schaden an. Sie sind nicht unbedingt als Verletzung zu sehen. Nur in Ausnahmefällen richten Impfungen gleich danach oder etwa drei Wochen später Schaden an. In den vielen Jahren meiner Forschung nach den Ursachen von Krankheiten und Schmerzen verhielten sich neue und auch alte Impfungen nicht wie Verletzungen. Sie werden wahrscheinlich in die Gene eingeschleust und vom Körper akzeptiert.

Reagierten meine Hände doch mal an einer alten Narbe, wie an der Außenseite am Oberarmmuskel oder Oberschenkel, dann erzählte mir der Hilfesuchende seine ganze Impfgeschichte. Meistens im Zusammenhang mit Eiter. Daraus schlussfolgere ich, dass Impfungen, so wie es das Gesetz will, wirklich in der Zeit der Gesundheit erfolgen sollten.
Eine ältere Dame stand neben mir im voll besetzten Bus. Sie schaute mich entsetzt von oben bis unten an. Dann platzte es aus ihr heraus: "Sie haben aber warme Arme". Im vollen Bus wollte ich sie nicht nach einer vereiterten Narbe am Arm fragen. So stark reagieren meist nur Narben ehemaliger vereiterter Impfungen.

Die ältere Dame im Zug

Im Zug nach Riesa saß mir gegenüber eine ältere Dame. Ihre Knoten an den Fingern verrieten mir, dass sie schlechten Stuhlgang hat. Das ließ mir keine Ruhe. Nach drei Stationen sprach ich sie endlich an: „Darf ich Sie mal bitte nach ganz Persönlichem fragen?". Sie lächelte und klimperte mit ihren Augen. Sie bejahte.
„Haben Sie Probleme mit Ihrem Stuhlgang?" Sie schaute mich ganz geschockt an, wusste nicht, warum ich diese komische Frage stellte.
Ich sagte ihr: „An Ihren Händen sehe ich, dass Sie an schlechtem Stuhlgang leiden".

Sie schaute mich noch seltsamer an, dann bekam sie ihre
Stimme zurück. „Da haben Sie recht, schon seit zwanzig
Jahren habe ich Rheuma und mit meinem Stuhlgang
Probleme".
Ich sagte ihr, sie sollte ihren Stuhlgang in Ordnung bringen,
dann bekommt sie auch das Rheuma in den Griff.
Ihr Bahnhof wurde angesagt, sie musste aussteigen.

Wie ich die Ursache für Osteoporose fand

Eine Frau ca. 56 Jahre, klagte über ganz schlimme
Osteoporose. Sie verweigerte ihre Hand bei der Begrüßung.
Schon ein leichter Händedruck brachte große Schmerzen.
Ich fragte nach Narben und anderen Verletzungen.
Angefangen von Furunkeln im Gesicht, bis zu Schlägen auf
den Rücken. Ich entschied mich, den Bauch zu behandeln.
Die Frau erzählte mir, sie lag damals, vor ca. 25 Jahren im
Kreißsaal über 48 Stunden, bevor ihr Kind zur Welt kam.
Das Fruchtwasser in ihrem Bauch, so sagte der Arzt, war
dunkelgrün, fast schwarz.
Das schlechte Fruchtwasser verbrannte ihre Bauchwand.
Wie eine „Verbrennung oder Vergiftung" griff diese, über
viele Jahre, die mit der
Wirbelsäule verbundene Nervenstränge an. Dieser
„Kabelbrand" zog sich über die Wirbelsäule und den ganzen
Körper.

Dass ihre Hände schmerzten, kann ich nachvollziehen, denn
in den Handflächen liegt der Bauch. Zaubern kann niemand.

Die Beschwerden besserten sich dann aber über mehrere
Behandlungen.
Der Prozess von der Verletzung bis zu den Beschwerden
dauert meist sehr viele Jahre.

Ursachen Osteoporose

Ursachen Osteoporose

Autor: Brigitte Goldbach

Die Wissenschaftler rätseln bis heute.

Findet sich eine Lösung im Bauch?
Bei Osteoporose liegen die Ursachen im Bauchbereich.
Erkenntnisse aus den Befragungen von Frauen und Männern
über einen Zeitraum von zehn Jahren.
Frauen mit Osteoporose erinnern sich schmerzlich an
Komplikationen von Fehl- oder Totgeburten oder ähnlichen
Ereignissen.
Bei Frauen wie bei Männern zeugen auch wulstige
Operationsnarben, wie Blinddarmnarben oder Ähnliches von
den Ursachen.
Sichtbare und unsichtbare Ursachen
Frauen berichten von ihren damaligen komplizierten Geburten
der heute zwanzigjährigen oder älteren Kinder. Manche
Frauen lagen länger als zwölf Stunden in den Wehen. Andere
erlebten Fehl- oder Totgeburten. Ärzte sprachen von grünem
bis schwarz verfärbten Fruchtwasser.

Außer den sichtbaren Operationsnarben verantworten auch
Abszesse im Bauchraum eine Osteoporose.
Mit den Fragen an die Betroffenen mit Osteoporose, fällt ein
gemeinsamer Nenner auf.

Der Verdacht, die Ursache liege im Bauchbereich, erhärtete
sich mit jedem Befragten. Viele Jahre vor der Entdeckung der
Osteoporose, klagen die Kranken über Schulter-Nacken-
Beschwerden. Über viele Jahre schleicht sich unbemerkt der
typische Rundrücken ein.
Verbindung Bauch-Knochen, welche logisch ist.
Bei einer Geburt, die länger als zwölf Stunden dauerte, bei
einer Totgeburt oder ähnlichen Ereignissen, kann sich das
Fruchtwasser verfärben, sprich: „Es fault". Dieser Prozess
greift die Bauchwand an, die mit bestimmten Lendenwirbeln,
wie mit einem Kabel verbunden ist.

Über viele Jahre des „Kabelbrandes" schleichen sich über die
angegriffenen Lendenwirbel, die einen oder anderen
Beschwerden ein. Dieser „Kabelbrand" schleicht wie andere
Verletzungen, über viele Jahre, im ganzen Körper. Jede
Verletzung schwächt das Immunsystem.
 Eine Verletzung heilt meist innerhalb drei Wochen
oberflächlich. Über viele Jahre und Runde für Runde,
speichert sich die Narbe oder andere Verletzung im Gehirn.
Das geschwächte Immunsystem bringt an einer anderen
Stelle im Körper Probleme. Die vom Arzt behandelten
Symptome verschwinden sogar manchmal oder verschieben
sich an eine andere Stelle.

Klagt der Patient über Schmerzen der rechten Schulter, dann verschreibt der Arzt wahrscheinlich Physiotherapie, für genau diese Schulter. Dieser chronisch gewordene Schmerz der rechten Schulter will uns mitteilen, dass im unteren Bereich des Körpers etwas nicht stimmt. Nun erlitten Patienten auch mit Osteoporose nicht nur eine Verletzung oder Narbe im Leben.

Narben und Verletzungen aus der Kindheit und später spielen eine wesentliche Rolle, so wie die Veranlagung und die Zeit. Die Ausbildung von Krankheiten wird zum größten Teil von der Mutter vererbt. Je älter eine werdende Mutter ist, umso größer ist die Gefahr ein Kind mit, zum Beispiel Genveränderung, zu gebären. Natürlich gibt es Ausnahmen. **Gezielt auf die beschriebenen Ursachen eröffnen sich weiterführende, für die Wissenschaft erfolgreiche Forschungsansätze. Je eher eine Osteoporose erkannt wird, umso eher kann therapiert werden.**

Osteoporose schlimmer als Krebs

Ihre porösen Knochen drohten mit jeder Bewegung zu brechen. Nach Beschwerden in ihrem Oberschenkel verschrieb der Arzt Massagen auf diesen. Danach wuchs der Oberschenkel, die Ärzte diagnostizierten Krebs. Der wurde operiert und sie bekam Chemotherapie. Nun befiel er auch schon die Lungen. Nach zwei Chemotherapien war sie austherapiert, die Ärzte konnten nichts mehr für sie tun.

Jede Woche behandelte ich erst die großen, groben Narben am Bauch und am Oberschenkel. Nach mehreren Wochen fühlte sie sich schon viel besser. Sie konnte wieder für drei Stunden arbeiten. Fuhr sogar mit Familie und Enkel noch mal in den Urlaub. Ich erklärte ihr: „Der Körper baut über unsere Behandlungen mit Energie, das Immunsystem wieder auf. Erst wenn das Immunsystem wieder aufgebaut ist(ihr „Akku" aufgeladen), kann der Körper sich selber heilen".

Dann sagte mir die Frau stolz: „Mein Körper bewegt sich zu Hause fast wie bei unserer Behandlung hier". Ich erklärte ihr, dass der Körper nur die vorhandene Energie verbraucht, bis sozusagen der „Akku" wieder leer ist. Sie fühlte sich richtig gut. Auch die Ärzte merkten, dass es ihr besser ging. Sie glaubte, sie könnte sich alleine behandeln ohne Energiezufuhr und kam nicht mehr.
Ihr Mann sagte mir am Telefon: „Sie bekam noch eine Chemotherapie, die sie leider nicht überlebte".

Die Ursachen für Krebs allgemein und ins Besondere

In einer Studie der Hopkins Universität über die Ursachen von Krebs, veröffentlichten Wissenschaftler, dass es einfach Pech ist, wenn jemand Krebs bekommt. Das ist absolut falsch.
Krebs hat seine Ursachen, wie fast jede andere Krankheit, in Verletzungen.
 Zum Krebs gehören immer mehrere Faktoren.

Das Geheimnis der Tumore

Die weißen Blutkörperchen (Leukozyten) kämpfen mit Krankheitserreger wie Bakterien. Die abgestorbenen Überreste sind Eiter. In jedem medizinischen Lehrbuch steht: „Wo Eiter ist, eröffne!". Seit es Penizillin gibt, wird Antibiotika bei vielen Problemen verschrieben, die im Zusammenhang mit Eiter stehen.

Krebs entsteht über viele Jahre. Meist führen Beschwerden zum Arzt, oder der Arzt entdeckt ihn durch Zufall bei einer Routineuntersuchung. Das sind zwei grundsätzliche Unterschiede.
Der Chirurg entfernt den Tumor in einer Operation. Da der Krebs aber gewachsen ist, hat der eine „Wurzel", sprich, eine Ursache. Die muss nicht zwangsläufig dort sein, wo der Krebs zu finden ist.

Über befragen der Betroffenen und Angehörigen fielen mir zwei Faktoren auf. Fast alle erinnerten sich an eine Operation oder kleine Unfälle, diese traten immer im Zusammenhang mit Eiter auf. Sind die Mandeln vereitert, gibt der Arzt, wenn das nicht zu schlimm ist, Antibiotika. Eiter hat einen Grund. Dringen Bakterien in den Körper ein, zum Beispiel durch eine Verletzung, stürzt sich das Immunsystem auf diese, es bildet sich Eiter. Wird das nicht entfernt, man bekommt Antibiotika, verklumpt und lagert sich Eiter wie in einer Abstellkammer ein.

Jede Verletzung trägt zur Überfüllung der Abstellkammer bei.

Man vergleiche das vielleicht mit sauer gewordener Milch, die verklumpt. Ist die „Abstellkammer" nach vielen Jahren überfüllt, macht sich dann meist der Krebs oder Rheuma bemerkbar, je nach Veranlagung und individuellen Verletzungen.

Rheuma braucht meist die Veranlagung, Eiter und Zeit.
War aber irgendwann mal im Leben eine Verletzung wie Verstauchung, Prellung oder der Gleichen, kann Krebs entstehen. Die erste Komponente ist Eiter, die zweite eine Prellung, Verrenkung, Verstauchung oder eine andere Verletzung der Wirbelsäule.
Die erste Reaktion der meisten Befragten nach Eiter war erstmal: „Nein, hatte ich nie". Andere wollten mir ihre wulstige Blinddarmnarbe zeigen. Aber auch erinnerten sich Betroffene an eitrige Impfungen, was sehr selten vorkam.
Auf meine Fragen erinnerten sie sich an ihre Mandeln, Zähne oder eine Mittelohrvereiterung. Selbst Nagelbettvereiterung und alles was eitern kann, war dabei.

Nach einer Verletzung der Wirbelsäule musste ich schon intensiver fragen.
Eine Kopfverletzung, wie auch Gehirnerschütterung, zum Beispiel, ist nicht nur eine Verletzung am Kopf. Je nach der Kopfverletzung verstaucht auch die Halswirbelsäule oder bei Treppenstürzen die ganze Wirbelsäule.
Da jedem Wirbel der Wirbelsäule „sein" Organ zugeordnet wird, kann es bei der Verstauchung der ganzen Wirbelsäule später auch zu Tochtergeschwülsten kommen.

Frauen mit Brustkrebs erinnerten sich an einen Sturz mit dem Fahrrad als Kind.

Manche berichten von einem Sturz über den Lenker, andere fielen von der Schaukel, auf ihre Brustwirbelsäule, bekamen für Augenblicke keine Luft. An Eiter erinnerten sich fast alle.

Betroffene mit Unterleibskrebs oder Darmkrebs erlitten einen Sturz auf ihren Steiß. Der ist verantwortlich für die unteren inneren Organe, aber auch für die Füße.

Nierenkrebs ist seltener. Dieser hat seine Ursachen wieder in Eiter. Die zweite Komponente ist die Verletzung der Wirbelsäule. Diese erfolgte in „verheben" oder der Gleichen. Die Betroffenen geben an, sie verhoben sich mit einem schweren Gegenstand.

Erkrankt ein Kind schon an Krebs, dann bekam es meist erstmal „nur" die Veranlagung von der Mutter mit. Nun kommt es auf das Alter des Kindes an. Ist Krebs schon im Mutterleib entdeckt worden (meist gutartige Geschwulst) oder erst mit dem zwölften Lebensjahr des Kindes.

Wird der Krebs bei Kindern durch Beschwerden entdeckt, rechne ich, um die Ursache zu finden, die Hälfte an Jahren zurück. Das heißt, bricht bei einem Kind mit dem zwölften Lebensjahr Krebs (oder auch eine andere Krankheit) aus, dann frage ich nach einem Unfall, Operation oder der Gleichen mit dem ungefähren sechsten Lebensjahr. Um ein Jahr streite ich mich nicht.

Bei Kindern kommt der Blutkrebs (Leukämie) am häufigsten vor. Die Ursachen sind hier aber im Blut zu finden. Kinder mit Blutkrebs erlebten meist vor Ausbruch der Krankheit ein

Hämatom, (Bluterguss). Hämatome entstehen zum Beispiel, nach dem der Zahnarzt in die Zunge bohrte oder auch beim Blutziehen in der Armbeuge. Auch bei einem Sturz oder einer Quetschung können Hämatome entstehen. Umfasst der Bluterguss schon mehrere Zentimeter, dann kann, wenn zum Beispiel die Veranlagung da ist, Blutkrebs entstehen. Bei einem größeren Bluterguss verklumpt Blut.

Das gesunde Immunsystem des Körpers repariert bis an seine Grenzen. Ist das Immunsystem überfordert, entsteht Blutkrebs oder auch bei Erwachsenen andere Krankheiten. Alles braucht viele Jahre von der verantwortlichen Verletzung zum Ausbruch einer Krankheit. Blut fließt durch den gesamten Körper. Dabei „schrammt" es immer an diesem „alten Klumpen" Blut vorbei und nimmt minimalste Teilchen davon durch den ganzen Körper mit. Deshalb betrachte ich Blutkrebs wie eine Art „Vergiftung". Auch bei Blutkrebs beteiligte sich eine Verletzung der Wirbelsäule. Kinder verletzen sich, wenn sie rumtoben. Bei Babys mit Blutkrebs liegen die wahrscheinlichen Ursachen entweder an der Veranlagung oder sie wurden „blau" geboren. Das heißt, mit Sauerstoffmangel, was meist auch zu Asthma führen kann. Oder sie bewegten sich so intensiv und fielen damals vom Wickeltisch.

Fast alle Krankheiten haben ihre Ursachen in Verletzungen.
Wird Krebs durch Zufall entdeckt, also in der Entstehungsphase, dann sind die Hoffnungen groß, mit Operation, Chemo und anderen Medikamenten den Krebs in den Griff zu bekommen.

Antibiotika wird gern in der Viehzucht eingesetzt. Es hemmt das Wachstum von Bakterien. Zum Beispiel wenn Kälber kränkeln, bekommen sie Antibiotika. Die Zellen teilen sich schneller, damit wachsen die Jungtiere besser.

Lange vor dem Krebs bekamen die Betroffenen Antibiotika wegen verbliebenem Eiter, was dadurch aber verklumpt. Über viele Jahre kann das Immunsystem die Gesundheit scheinbar aufrechterhalten. Durch ein späteres Ereignis wie einen Sturz oder andere Verletzung, ich nenne es den „I-Punkt", bricht dann der Krebs aus. Die Zellen teilen sich ungebremst.

Mit dem Penizillin brach eine Epoche der besten Behandlungen gegen Bakterien, meist in Europa, an.
Entdeckt wurde Penizillin durch Zufall. Ein Schimmelpilz am Sattel heilte Wunden. Diese Entdeckung war revolutionär gegen Bakterien. Daraus entwickelten die Forscher die verschiedenen Antibiotika.

Heute rüsten sich Bakterien, damit sind sie resistent gegen ihre Angreifer. Wissenschaftler experimentieren und forschen. Sie wollen sogar Viren gegen Bakterien einsetzen. Dazu gibt es die Phagentherapie, die ziemlich zeitgleich mit Antibiotika aufkam. Phagen vermehren sich nur in einem Wirt. Sie setzen ihre RNA in Bakterien. Der Nachwuchs lässt die Bakterien platzen und absterben. Frische oder uralte Eiterbakterien, die Krebs verursachten, können somit auch den Krebs vernichten. Die Phagentherapie gibt es leider nur in Russland.

Aber es gibt auch andere Methoden.

Die erste Methode gegen den Krebs ist die Neuraltherapie. Mit dieser Methode kann der Arzt ein Medikament in Narben (wie oben beschrieben) injizieren. Damit löst sich die alte Verklumpung (Krebs) auf.

Auch Methadon löst die oben beschriebenen „Klumpen", über mehrere Einsätze, auf. Die Organe verarbeiten den „Müll", den scheidet der Körper aus. Damit verschwindet der Krebs, meist für viele Jahre.

Die dritte Methode ist die Rückentwicklung der Verstauchung, Verrenkung, Quetschung und andere Verletzungen. Diese ist wie im Buch beschrieben.

Deshalb ist Schwimmen und tanzen der beste Sport. Beim Schwimmen bewegt sich der ganze Körper mit Leichtigkeit. Der Kopf guckt aus dem Wasser heraus, was unbemerkt zu einer Dehnung der Faszien, manchmal auch zu einer (guten) „Einrenkung" kommt. Damit werden „Kreuzungen" in der Halswirbelsäule) frei. Die pflegen wiederum mit den jeweiligen Organen Verbindung. Damit erfolgt eine bessere Durchblutung.

Tanzen mit dem Partner zum Beispiel beim Walzer, ist sehr gut. Die linke Hand der Frau berührt den Rücken in Höhe der Brustwirbelsäule des Mannes. Der Mann berührt den Rücken der Frau in Höhe ihrer Brustwirbelsäule. Die rechte Hand der Partnerin fasst die linke Hand des Mannes. Damit schließen sich beide Partner über ihre Gehirnhälften zusammen.

In jeder Hand liegt der ganze Körper. Wir besitzen nur einen Körper aber zwei Hände.

Jede Hand verkörpert eine Gehirnhälfte. Sollte durch Krankheit eine Gehirnhälfte versagen, kann die Eine die Andere ersetzen.

Vereiterte Zähne

Krebs oder andere Probleme können auch von den Zähnen herkommen.

Meistens liegt das Problem bestimmter Knieschmerzes an der Halswirbelsäule, dass wieder an den Zähnen liegen könnte. Natürlich gibt es sehr viele Ursachen für diese Probleme.

Meine eigene Erfahrung: Meine Knie schmerzten sehr beim Treppe steigen.

Meine Oma wurde 80 Jahre und meine Mutti 90 Jahre alt. Beide hatten keine Operationen im Leben, aber sehr ungewöhnlich zeitig, jeweils ein künstliches Vollgebiss.

Mit meinen Knieschmerzen ging ich zur Zahnärztin. Ihr erzählte ich von der Plombe. Die muss jetzt endlich, nach zwanzig Jahren, raus. Der Zahn tut nicht weh, ich besprach mir den selbst einmal wegen Schmerzen. Heute weiß ich, das war natürlich ein Fehler. Die Zahnärztin wollte mir den Zahn nicht ziehen. Da half keine Diskussion, sie schickte mich nach Hause. Ich kam mir vor wie ein begossener Pudel. Ich bin bestimmt ein Gemütsmensch, aber meine Knieschmerzen ließen mich zum Rebellen werden.

Nach drei Tagen ging ich, vor lauter Schmerzen, noch mal
zur Zahnärztin. Drohte ihr, wenn sie mir den Zahn nicht zieht,
werden meine Kinder mich bei der Polizei abholen müssen,
weil ich hier randaliert habe. Hätte ich nie gemacht, aber
meine Drohung half.
Sie zog mir widerwillig den an seiner Wurzel vereiterten Zahn
im Unterkiefer. Tatsächlich konnte ich endlich ohne
Schmerzen die Treppe hoch und runter. Wer weiß, wäre der
Zahn nicht gezogen worden, was daraus geworden wäre.
Eine Krankheit wird jeder Mensch haben. Ich habe eine
Zahnarztphobie.

Bei Krebs ist eine weitere Komponente verantwortlich. Diese
Komponente für Krebs ist tatsächlich eine Verstauchung,
Prellung oder der Gleichen an der Wirbelsäule, die der
Mensch erlitt.

Hanföl oder auch Methadon könnte vielleicht Krebs heilen.
Wissenschaftler experimentierten damit im Labor auf
Krebszellen. Hanföl löst sehr wahrscheinlich Eiter, das
meiner Meinung nach eine Komponente wäre, die zu Krebs
und Rheuma führte, auf.

Immer mehr Keime sind gegen Antibiotika resistent. Dann
hilft die Phagentherapie aus Russland. Phagen sind
bestimmte Viren die Bakterien" fressen". Diese Viren
„erschnüffeln" geringste Eiterspuren. Auch wenn Eiter in der
Kinderzeit oder später über Antibiotika gestoppt wurde, findet
es noch Spuren von Eiter (Verklumpung).

Das winzige Virus vermehrt sich nur in Bakterien. Es schleußt sein Erbgut in die Bakterie ein, die dann platzt. Da eine Ursache von Krebs in Eiter zu suchen ist, kann die Phagentherapie auch den Krebs im Anfangsstadium vernichten.

Das imaginäre Messer

Eine Frau kam zu mir, sie wollte ihrem Liebhaber nicht mehr hörig sein. Sie war glücklich in ihrer Ehe. Dennoch hatte sie einen Liebhaber, von dem sie einfach nicht loskam. Rief er sie am Telefon an, vergaß sie alles und vergnügte sich mit ihm. Sie wollte diese Sucht beenden.
Die Frau saß auf dem Stuhl, sie schloss ihre Augen. Sie erzählte, was sie vor ihrem geistigen Auge sah:
„Ich sehe in einem Baum eine weiße Taube, die mich freundlich anschaut. Sie trägt ein wunderschönes Federkleid". Diese Worte zauberten ein Lächeln auf ihr Gesicht. Sekundenlange Stille.

„Und da!" Ihr Atem stockte. „Ich sehe noch eine schwarze Taube oben auf den Zweigen sitzen".
Etwas bedächtig und verwundert sagte sie: „Ich sehe im Baum auch eine Schlange". Ich sprach meinen Verdacht aus:
„Die weiße Taube könnte ihr Ehemann sein, die schwarze Taube, sicher der Liebhaber, die Schlange eine Freundin sein.
„Ja, das stimmt, ich habe eine Freundin, mit ihr ging ich gern tanzen". Die Szene dramatisierte sich: Ich gab der Frau (nur

in der Fantasie) ein Messer in ihre Hand. Sie erstach voll
Leidenschaft die schwarze Taube und der Spuk war
vergessen.
Die Frau gab dem Liebhaber endlich den Laufpass. Sie war
nur noch für ihren Ehemann da.

Die Stute

Ein Pferdebesitzer rief mich an, seine Stute fieberte nach der
Geburt ihres Fohlens. Sie lag nur noch und fraß nicht. Diese
behandelte ich vor drei Monaten, sie hatte Blutungen und die
Gefahr bestand, das Fohlen zu verlieren.
Ich behandelte damals die Stute von Kopf bis zum Schweif.
Schon nach der ersten Behandlung war die Blutung weniger,
nach der zweiten Behandlung war sie weg.

Auf der Fahrt zum Stall erklärte mir nun der Mann, der eine
Tierarzt diagnostizierte eine Kolik, ein anderer bestritt das.
Penizillin wurde gespritzt, dem Mann wurde angetragen,
seine Stute in die Tierklinik zu bringen, da beide keinen Rat
mehr wussten. Der Stall lag ungünstig verwinkelt im Hof des
Besitzers. Um die Stute auf den Pferdetransporter zu
verladen, wäre ein Kran nötig gewesen.

Die Stute erkannte mich gleich wieder, ich begrüßte sie und
ihr Fohlen. Meine Hände schwebten über ihrem Körper. Auf
der Wirbelsäule zeigten meine Hände eine Reaktion. Genau
an der Stelle legte ich meine Hände auf, ich spürte eine
starke Wärme. Die Stute hob leicht das eine Bein an, stand
sofort auf und lief zwei Schritte vorwärts, die Hüfte knackte

und alles war gut. Gleich darauf fraß sie Möhren und hat auch wieder gesoffen. Am nächsten Tag hatte sie wieder Milch für das Fohlen.

Was war passiert? Beweisen kann ich das leider nicht, nur so viel sei gesagt, das, da bin ich mir ganz sicher, nur eine Verrenkung der Hüfte zur Geburt des Fohlens diese Probleme verursacht haben kann. Meine Hände scannten diese Verrenkung an der Wirbelsäule. Ein Knacken in der Hüfte war eigentlich der Beweis, dass die Einrenkung erfolgte. Ihr Körper war wieder im Gleichgewicht. Das war für mich ein Supererlebnis. Alle waren froh und glücklich, fast wie im Märchen.

Warum „Händchen halten" heilt

Meine Freundin lag im Krankenhaus. Als ich sie besuchte, erschrak ich, wie abgemagert sie aussah. Sie ernährte sich nur noch von Alkohol und nun machte ihr Körper schlapp. Selbst reden fiel ihr schwer. Diese Wunde am rechten Fuß vom heißen Bügeleisen wollte auch nach einem halben Jahr nicht heilen.

Ohne zu fragen, behandelte ich diese sofort. Alkohol und Leber und diese Verbrennung, ausgerechnet auf dem Lebermeridian der Akupunktur, war eine schlechte Mischung. Nach zwei Stunden fühlte sie sich etwas besser. Leider wollte sie nicht, dass ich sie noch weiter behandle. Ok, ich zwinge niemanden. Der Arzt sagte dem Mann knallhart, dass seine Frau das Krankenhaus nicht lebendig verlässt.

Ich beauftragte ihren Mann, er soll seiner Frau unbedingt, jeden Tag, wenn er sie besuchte, „Händchen halten". Gern folgte er meiner Anweisung. Meine Freundin wurde lebendig entlassen und lebt auch nach drei Jahren noch glücklich mit ihrem Mann.

Ein Jahr später erkrankte Ihr Mann selbst sehr schwer. Er hatte eine Lungenentzündung. Diese wurde wahrscheinlich durch Bakterien im Wasser hervorgerufen. Es hieß, das sind Pneumokokken. Keiner hätte gedacht, dass der Mann wieder gesund auf Montage gehen kann. Ich erinnerte meine Freundin, ihm „Händchen" zu halten, was sie auch gern tat. Die meisten Verletzungen erfolgen an den Händen und Füßen. Ihr Mann ist gesund und geht wieder arbeiten.

Im Internet schaute ich, ob es bessere Methoden zur Behandlung gibt. Dabei stieß ich in die Sphären von Wissenschaft und Religion.
Erkannte unglaubliche Zusammenhänge im Universum.

Plus und Minus

Ob Yin und Yang oder anderes, der Mann wird "positiv", eine Frau „negativ" zugeordnet. Der Mann läuft, sitzt oder liegt meistens links neben der Frau, das hat sich über viele Generationen so eingebürgert.

Links wäre dann positiv und rechts negativ. Bei Mann und Frau ist die linke Hand positiv, die rechte negativ. Wenn Mann und Frau sich Hände halten, dann fast die linke (positive) Hand der Frau die rechte (negative) Hand des Mannes. Dabei verbinden sich beide Körper zu einem Energiefeld.

Trennt man einen Pluspol (linke Hand) und einen Minuspol (rechte Hand) über die Luft, kann kein „Strom" fließen. Durch „denken" und „fühlen", strömen positive Gedanken aus meinen Händen (bei der Heilung)oder durch die „Luft", Hunde spüren, „da liegt was in der Luft".

Damit steigert sich die elektrische Spannung zwischen den zwei Polen (Händen). Es entweichen aus der Luft Elektronen, die den „Strom" fließen lassen. Zu diesem Zeitpunkt ändert sich die Luft zum „vierten Aggregatzustand", es wird zu Plasma.
Es bildet eine Wolke aus geladenen Teilchen, das sind magnetische und elektrische Felder. Das Thema geht in Richtung Atomphysik. Trifft das Plasma auf Werkstoffe oder Ähnliches, aktivieren sich die Elemente. Das heißt, die Heilung kann erfolgen.

Ob zwei Hände oder zwei Menschen, es ist immer das gleiche Prinzip. Trifft diese Energie auf einen lebenden, aber kranken Körper, empfindet dieser Kribbeln, Wärme, Ziehen, Brennen oder Druck.
Die Energie dringt tief in alte Narben ein und repariert den Körper. Mit Bewegungsübungen, über dehnen der Faszien (das sind die Ummantelungen der Muskeln), repariert der

Körper erst grob, dann tiefer bis in die Zelle und den Zellkern. Ähnlich einer Supernova sprengt vom Zellkern die ureigene DNA in die Zellen aus. Damit funktioniert der Körper wieder auf „Werkseinstellung".

So ähnlich funktioniert der „Urzeitcode" von Bürgin, den ich später näher beschreibe.

Geballte Energien

Die Feuerwehr warnt vor diesem Problem besonders vor Weihnachten. Stehen viele Kerzen in einem Kreis (im Zimmer) ganz eng zusammen, können sich die vielen kleinen Dochte zu einem einzigen, riesigen Docht entfalten und in Sekunden das Zimmer in Brand setzen. Ein anderes Beispiel wäre im Wartezimmer vom Arzt. Sitzen mehrere Menschen, meist im Kreis, schmerzt der Zahn auf einmal nicht mehr. In der Kirche findet man ein ähnliches Phänomen.

Ähnlich wie zusammenstehende Kerzen, bündeln meiner Meinung nach, die Windräder. Sie verstärken den Wind und entfalten gigantische Winde oder gar Stürme, meist an ganz anderen Stellen. Leider sieht das niemand so wie ich. Die Wissenschaftler müssen das erst noch berechnen.

Beten war selbstverständlich

Bis ins 19. Jahrhundert war beten noch selbstverständlich in der Familie. Vor dem Essen saßen die Familienmitglieder alle zusammen und fassten sich an den Händen, so dass ein geschlossener Kreislauf entstand.

Diese geballte Energie positiver Gedanken übertrug sich in die Speisen. Ein Mensch besteht zu ca. 70 % aus Wasser. Natur besteht aus Atomen und Quanten, das ist Energie. Natur ist Leben, Energie, Gedächtnis und Geist. Menschen beten und das Wasser oder Speisen werden energetisch. Das „energetisierte" Wasser heilt den Menschen, es sind viele in sich geschlossene Kreisläufe, die wieder einen „Großen" bilden.

Beim Beten legen die Menschen meist beide Hände zusammen. Hier verbinden sich auch beide Hirnhälften. Durch die Konzentration setzt der Körper geballte Energie frei.
Sitzen viele Menschen zusammen, zum Beispiel in der Kirche, entfaltet sich eine ähnlich gigantische Energie, wie bei den Kerzen. Geistheiler auf der Bühne „verkaufen" diese als ihre eigene Heilkraft.

Energie fließt immer links runter und rechts wieder rauf. Wärme ist Energie, sie steigt nach oben. Ein kleiner Teil Wärme jedes einzelnen Menschen verflüchtigt sich an die Decke des Raumes (Kirche oder Wartezimmer). Von dort verteilt sie sich auf die Menschen mit wenig Energie. Diese dringt unmerklich, in neue und auch alte Narben ein. Das sind meist Handverletzungen, Knieverletzungen(im Sitzen) oder auch Kopfverletzungen, die sich wie hervorstehende Empfänger (Antennen) verhalten. Wirkt zuviel Energie auf einen kranken Körper oder Narbe ein, kann diese zu

Komplikationen führen. Das heißt, die Menschen fühlen sich in der Menschenmenge unwohl, kippen um oder erleben ähnliches.

Die natürliche Energie zur Heilung

Die alten Ägypter mussten meine Methode auch gekannt haben. Szenen, gehauen in Stein, in Ruinen von Tempeln, erzählen heute noch davon.
 Legende nach Homer weiß von Äskulap, einem griechischen Arzt, der heilte in seinem Tempel die Menschen.
Die Brüder Huneke erkannten Narben als Störfelder. Heute noch injizieren Neuraltherapeuten, nach Vorbild dieser, Procain und andere. Dabei lockert sich sehr wahrscheinlich das vernarbte Gewebe auf und bringt an anderen Stellen Besserung von Schmerzen.
Der Chiropraktiker D.D. Palmer entdeckte 1895 die Beziehungen zwischen Subluxation und Dysfunktion. Das heißt, wenn die oberen Halswirbel eingerichtet werden, kann ein bis dahin schwerhöriger Patient wieder hören.
Paracelsus sprach vom „Inneren Heiler".

In dem Buch „Urzeitcode" von Bürgin, beschreibt der Autor die Entdeckung des Urfarn, den es vor Millionen Jahren gab. Aus dem heutigen, normalen Farn entwickelte sich, in Experimenten von zwei Wissenschaftlern, unter elektrostatischen Feldern der Urfarn. Gefundene Fossilien bestätigten diese Entdeckungen. Maissamen wuchsen unter "dieser Energie" zu widerstandsfähigen Maispflanzen. Diese trotzten gegenüber Chemikalien und anderen schädlichen

Substanzen. Die so erzeugten Pflanzen brachten mehr als
fünf Maiskolben. Forelleneier entwickelten sich, unter dem
Energiefeld, zu Ur-Forellen. Die männlichen Forellen hatten
diesen typischen „Haken" am Unterkiefer.

Der ewige Kreislauf

 Russische Wissenschaftler nahmen Proben von Wasser in
Venezuela. Sie entnahmen das Wasser in der Nähe von
Wasserfällen. Wasser lebt durch Bewegung, das ist geballte
Energie. Bewegtes Wasser oder Wasser aus Quellen ist viele
tausend Mal energetischer, wie unser Leitungswasser. In
dem Wort "Bewegung" stecken das "Be" und der "Weg" drin.
Das Wasser setzt Energie frei.
Der Naturforscher Viktor Schauberger nahm die gedrehten
Hörner des „großen Kudu" zum Vorbild für gedrehte
Rohrleitungen. Dieses "verwirbelte Wasser", erzeugt geballte
Energie.

Im Aufbau gleichen sich die menschlichen Körper

 Dennoch ist jeder Mensch individuell.
So besteht jeder Baum aus Wurzeln, Stamm, Ästen und
einer Krone. Dennoch ist jeder Baum individuell.
Schneeflocken sehen für uns Menschen immer gleich aus,
dennoch ist jede Schneeflocke individuell. Und so führt unser
Universum das fort.

Kein Ei gleicht dem anderen, nur der Aufbau ist gleich.

So geht es nicht nur unserer Erde. Vielleicht gibt es im Universum, unter den unzähligen Galaxien eine oder viele andere "Erden".
Wir Menschen gehen immer vom Menschen aus, von der Erdzeit. Vielleicht gibt es andere Galaxien, die in einem anderen embryonalen Zustand sind. Oder Galaxien, die eine „Erde" in einem anderen „embryonalen" Zustand beinhaltet.

Dennoch wird jede Einzelne ganz individuell sein, so wie jeder Mensch.
Für Ameisen sind Menschen vielleicht wie eine Insel. Für Darmbakterien ist der Mensch vielleicht wie ein Planet oder Galaxie.
Vergleichen wir eine Darmreinigung mit dem Weltuntergang. Bei Beiden könnte ein geringer Teil überleben und sich weiter vermehren.
So wie der Mensch in mehreren embryonalen Zeiten wächst, so wächst vielleicht auch die Erde, deshalb driften die Erdteile auseinander. Ich sehe das als eine Art „Wachstum" oder „Schwangerschaft". Die Polumkehr vielleicht als Drehung des "Embryo".

Die Erde wird vielleicht niemals oder von uns unvorstellbarer Zeit „untergehen". Wissenschaftler entdeckten in heutigen Wüsten über 12 Millionen Jahre alte Steine, die davon zeugten, dass diese einst vom Meer bedeckt waren. In einer Wüste entdeckten Wissenschaftler sogar Steine, die vor ca. 12.000 Jahren von intelligenten Wesen wie Menschen bearbeitet worden.
Sieht so aus, als gab es schon mehrmals einen "Weltuntergang".

„Der Urknall" oder "immer das gleiche Prinzip"

Wissenschaftler sprechen immer von dem "Urknall". Vergleichen wir die menschliche Befruchtung mit dem Urknall. Selbst vor dem Urknall muss „was" existiert haben. Wahrscheinlich immer in anderen Dimensionen. Selbst die Erde ist von Asteroiden oder Kometen "befruchtet" worden. Wissenschaftler sprechen von einer „Bombardierung". Ich sehe das als Befruchtung. Vielleicht gebärt Mutter Erde eines Tages ein „Kind". Denkbar wäre ein riesiger Vulkanausbruch, der seine fruchtbare Asche mit den "Genen der Erde" in das Weltall schleudert.

Wie ein Baum wächst, seine Früchte abwirft, die unter gewissen Voraussetzungen (Umwelt) jeweils wieder zu einem Baum werden. Genauso expandiert unser Universum als ein riesiger Organismus. Alles wird „geboren" und stirbt nach einer gewissen Zeit.

Unser Sonnensystem besitzt eine Sonne, wie die Zelle einen Zellkern (Euzyten beim Mensch, Tier und Pflanze). Um den Zellkern „schwimmen" im Zellplasma Organellen wie Mitochondrien, Golgiapparat und andere. Mehrere Zellen (Planeten) ergeben ein Zellgewebe (Sonnensystem). Mehrere Zellgewebe ergeben ein Organ (Galaxie). Mehrere Organe (Galaxien) einen Körper.

Wissenschaftler errechneten einen galaktischen Zusammenstoß unserer Milchstraße (in milliarden Jahren)

mit einer anderen Galaxie, der „Andromeda". Sieht man das positiv, könnte das eine „Vereinigung" sein, wie zwei Liebende beim Liebesspiel.
Denkbar wäre auch, dass die Erde vor Milliarden Jahren ähnliche Bedingungen wie heute mit dem Menschen erleben musste.

Der Mensch strebt nach künstlicher Intelligenz. Vielleicht sind wir „nur" ein Produkt daraus.

„Wie im Großen, so im Kleinen"

Das menschliche Sperma ist nicht einfach nur "Sperma". Im Hodensack wimmelt es von Spermien. Samenfäden spüren, die Zeit ist reif für eine "andere Welt". Das klingt erstmal seltsam. Normal werden Millionen von Spermien im Hodensack erzeugt. Aus dem Penis (dem männlichen Glied) herauskatapultiert in die weiblichen Geschlechtsorgane „geschwemmt". Meist nur einer von diesen Spermien, durchbricht die Eizelle eines weiblichen Wesens.

Ein wenig Wahrheit ist immer in den Geschichten von den Riesen und den Zwergen. Nehmen wir an, das Sperma eine gewisse Intelligenz besitzt, die Spermien vielleicht wie die Zwerge aus einer anderen Dimension (hier vom Hodensack), sind. Die sind nicht einfach da, die wachsen wie alles, was Natur ist. Bevor Spermien überhaupt reifen können, bedarf es doch einem männlichen Wesen. Alleine dieses Wesen braucht zum Leben Sauerstoff, entsprechende Umwelt und Ernährung.

Nur ein einziges Spermium (von den vielen Millionen) schafft es in die weibliche Eizelle.

Dann beginnt die nächste Dimension. Nach mehreren Stadien und nach der richtigen Reife, geht es in die nächste Dimension. Alles braucht seine Zeit und ist ein ewiger Kreislauf.

Von der Befruchtung der menschlichen Eizelle bis zur Geburt eines Babys liegt eine Zeit von ca. neun Monaten. In dieser Zeit durchlebt der Embryo alle Stufen der embryonalen Zeit. Bei der Geburt wird er aus seiner kleinen Welt in die Unsrige „gestoßen". Hier beginnt für ihn eine andere Dimension.

Der Mensch wird geboren und circa 80 Jahre alt, in dieser Zeit durchlebt er alle Stufen des menschlichen Seins. Wenn er stirbt, geht es danach auch in eine uns unbekannte Dimension.

Ein Planet wird „geboren", er wächst und hat seine Aufgaben im Universum und stirbt.

Theoretisch gehören zu einem Ergebnis mindestens zwei Komponenten mit den Voraussetzungen des dafür vorgesehenen Zusammenspiels. Ob ein Planet geboren wird oder aus einem Ei ein Küken schlüpft, es ist das gleiche Prinzip. Bei allen aufgeführten Beispielen besteht der Unterschied in der Zeit und seiner Umwelt. So wie der Mensch nicht alleine lebt auf der Erde, so ist sie nicht der einzige bewohnbare Planet im unvorstellbar großen Universum.

Wenn ein Mensch stirbt

Menschen erzählen von ihrem Erlebnis des Nahtodes.
Während dieser Erfahrung sehen sie ein Licht, in das sie wie
durch einen Tunnel hineingezogen werden. Die meisten
empfinden dieses Licht als angenehm und beruhigend. In
dieser Zeit sieht der Sterbende sein ganzes Leben im
Zeitraffer vorüberziehen. Vergleichbar mit einem schwarzen
Loch aus unserem Universum in eine andere „Dimension".

Stirbt ein Mensch ganz normal in Stunden oder Tagen,
beginnt der Körper das Wasser aus den Poren
auszuscheiden. Was beim lebendigen Menschen als Schweiß
aus den Poren ausgeschieden wird, kommt wahrscheinlich
nur noch gasförmig aus dem sterbenden Körper, um den
Todeszeitpunkt. Diese Ausdünstungen aus dem sterbenden
Körper künden manchmal verschiedene Tiere an. Ob Eule
oder der jaulende Hund, diese riechen den „Tod".

Der Tunnel, den er sieht, ist sein Gehirn bis in den „Kern" des
Thalamus. Der Sterbende sieht vor seinem geistigen Auge,
Runde für Runde die Energie aus dem Körper bis ins Gehirn
entweichen. Dann sieht er das Licht. Vergleichbar mit einer
Supernova. Das ist ein sterbender Stern. Dabei stürzt der
riesige Stern in sich zusammen. Stirbt der Mensch durch
einen Unfall oder Mord, dann kann die Seele nicht
entweichen. Deshalb spukt es meist in Schlössern.
Ich selbst erlebte, dass jaulende Hunde den Tod drei Wochen,
bevor der Nachbar starb, ankündigten.

Aber auch die Eule kündigt den Tod an. Bei einem
Spaziergang am Nachmittag mit meinen Kindern in unserem
Dorf an der Elbe rief eine Eule ihr „huwit", „huwit". Natürlich
machten wir uns einen Spaß daraus, wir machten diese Eule
nach. Am nächsten Tag kam die Nachricht, dass im Dorf eine
Frau gestorben sei. Sie starb am Nachmittag, das
Kaffeegeschirr stand noch auf dem Tisch.

Noch kurioser war mein Erlebnis, bevor mein Freund starb. In
meinem Garten hörte ich tagelang einen bestimmten Vogel.
Seltsamerweise rief er den Namen von meinem Freund. In der
Bibel steht: „Du sollst nicht auf die Vögel hören"
und beachtete den Vogel nicht mehr. Dennoch ging mir sein
Rufen auf die Nerven.
Unglaublich! Nach dem Tod meines Freundes rief nie wieder
ein Vogel seinen Namen. Das ist dann schon gruselig.

Begegnung mit Paracelsus

Ich sehe den Körper als ein Ganzes. So sollte auch die
Wissenschaft, die Religionen und der Esoterik als ein
Ganzes betrachtet werden.
Das Pendel benutzte ich nur mal am Anfang aus Neugier. Ich
stellte die Frage, ob mein Geist schon mal in einem
Menschen vor mir lebte. Die erstaunliche Antwort war: „Ja".
Hm, das musste ich ergründen.

Da ich vielleicht ein „Helfersyndrom" habe, könnte mein Geist
in einem Arzt gelebt haben. Die unglaubliche Antwort war
wieder „ja". Nun, da ich von keinem berühmten Arzt außer

vielleicht dem Frauenarzt "Semmelweiß" hörte, fragte ich danach. Das Pendel bewegte sich nur seitlich, das heißt „nein". O.K. Unsere Apotheke hieß damals „Paracelsus". Ich fragte danach. Und tatsächlich kreiste das Pendel, also ein „Ja". Nun konnte ich mit diesem Namen nicht viel anfangen.

Wer war Paracelsus? Meine Freundin weihte ich ein, sie brachte mir einen Ausdruck mit, wer Paracelsus war. Ich glaubte nicht, was ich da las. Er war Arzt, Alchemist, Mystiker und Philosoph. Geboren als Bombastus von Hohenheim, sprach er immer vom „Inneren Heiler". Genau das sage ich auch immer! Da das doch etwas seltsam war, sprach ich mit niemanden darüber. Auch konnte ich damit nichts anfangen.

Als ich wiedermal pendelte, klingelte es an der Tür und mein Freund, ein absoluter Atheist, besuchte mich. Seine Freunde und ich konnten mit ihm über sehr viele Themen der Welt diskutieren, er war sehr klug.

Nur in einem Thema waren wir uns absolut nicht einig. Jeder hatte zur Religion seine eigene Meinung und dort schieden sich unsere Geister. Er ließ sich nicht behandeln, weil er nicht wollte, dass ich „Macht über seinen Körper" bekomme. Oft klärte ich ihn auf, dass der Körper fast alles selber heilt. Er war Atheist und ich Christ.
Und nun sah er mich pendeln, er riss mir dieses Pendel aus meiner Hand und fragte das Pendel: "Ist die Brigitte dumm?".

Das Pendel kreiste, was „ja" bedeutet. Mich ärgerte das, konnte aber sein, dass er selbst dem Pendel etwas nachhalf, sich zu drehen.

Erbost riss ich ihm das Pendel aus seiner Hand und fragte: „Ist mein Rüdiger dumm?"

Erstaunt und peinlich schockiert war ich schon darüber, das Pendel kreiste wieder, was „ja" bedeutete, ich half aber nicht nach.

Nun, da Rüdiger auch dumm war, fragte ich das Pendel: "Sind alle Menschen dumm?".

Das Pendel antwortete wieder mit Kreisen, was „ja "bedeutet. Irgendwie beruhigte mich das schon, dass alle Menschen dumm sind. Sagen wir mal, dass wir Menschen nicht das „Höchste" sind.

Warum wir alle Brüder sind

Mein Freund, der Atheist war, sagte immer: „Die Religion verdumme die Menschen, in seinem Haus hat Gott nichts zu suchen". Das war das einzige Thema, wo sich unsere Geister schieden.

Dabei rettete er selbst mal einer Frau das Leben. Er sah mitten in Paris, nach einem Verkehrsunfall eine Frau eingeklemmt in ihrem brennenden Auto. Sofort hielt er an, sprang aus seinem Lkw, zog die Frau heraus und löschte mit seinem Feuerlöscher diesen Brand. Er konnte mit seinem Lkw nicht die Straße blockieren, deshalb fuhr er sofort danach weiter. Natürlich rief er noch die Polizei.

Diese Frau muss auch gedacht haben: „Mich rettete ein
Engel". Ich sagte ihm, dass er ein guter Mensch ist.
Gott heißt gut. Gott sagte: „Ich bin, der ich bin". Das heißt
französisch: „Je suis que je suis".
In jedem Land spricht man Wörter anders aus.
Zieht man das Wort „je suise", das ist Französisch, und heißt:
"Ich bin", zusammen, erkennt man darin „Jesus". Also „ich
bin" heißt „Jesus". Egal wie das Blatt gewendet wird, wir
Menschen sind alle Brüder und es gibt sehr wahrscheinlich
nur einen Gott.

 Das Wort „Gott" ist deutsch, heißt aber englisch "God".
Gibt man ein doppeltes „O", also „oo", heißt das im
englischen „Good", das heißt auf Deutsch: „Gut".
Wir sind alle Brüder und gut.

Mittler zwischen Gott und den Menschen

 Selbst in der Kneipe im Dorf diskutieren die Menschen über
die Kirche, Gott und die Welt. Meiner Meinung nach, ist die
Kirche ein Mittler zwischen Gott und den Menschen. Mein
armer Nachbar, (wir sind zerstritten) würde eher verhungern,
als mich nach etwas Brot zu fragen. Oder gebe ich ihm, so
nimmt er von mir nichts. Ich gebe gern an die Kirche. Mein
armer Nachbar bekommt von der Kirche und ist glücklich. Er
weiß aber nicht, von wem diese Hilfe kommt. Falls er eines
Tages dann mehr hat, gibt er sicher gern der Kirche, um den
Armen zu helfen, sowie auch andere ihm geholfen.
Gott liebt uns!

Versteckte Botschaften zum Nachdenken

Jede Mutter gibt ihrem Kind einen Namen. In der Stunde der Namensgebung spricht die Mutter mehrere Namen aus. Sie erhört ob dieser oder jener Name, der richtige ist. Jeder Name hat seine eigene Bedeutung.

Den Heiligen Gral fand ich, als ich in YouTube einen Trailer: „Gedächtnis des Wassers" sah. Dieser Titel war doch sehr merkwürdig. Das mußte ich ergründen. Wasser heißt auf Englisch „Water", das klingt wie „Vater" natürlich das Wasser! Was steht in der Bibel? Gott spricht: "Ich bin das A und das O". Also der Anfang, ja richtig, das Wasser ist der Anfang. Das Wasser ist der Anfang und das Ende, richtig! Was wäre die Erde ohne Wasser?
Ich zerpflückte das Wort „Gral".
G wie Gott
Ra (Gott Ra oder Re, auch Ru)
I (wie oben so unten).
Nun schaute ich genauer, was der Gral ist. Jeder sucht nach einem Gegenstand. Bei fast allen meinen Überlegungen, ob Ursachen von Krankheiten und Schmerzen oder Religionen, ich werfe (theoretisch) alles in einen Topf, ziehe mir die Mitte heraus, dann bekomme ich das Ergebnis.
Die Ähnlichkeit des Thalamus (in unserem Gehirn) mit dem Auge des Horus (ägyptische Mythologie) könnte auffallen. Genau wie die Sonne im Mittelpunkt unser Sonnensystem steht oder der Zellkern in unserer Zelle. Sie stehen im Zentrum.

Es gibt nur einen realen Gott, der sehr wahrscheinlich in
Ägypten seinen Anfang nahm, was die Pyramiden vermuten
lassen.

Der Garten Eden, könnte tatsächlich in Sumer gelegen
haben, klingt wie Sommer. Dieses geheimnisvolle "Sumer"
liegt im heutigen Irak. Das sind ca. 1200 km bis Kairo.
„Real" zerpflückt, dann kommt man auf:
Re (Gott Re oder Ra)
a (Anfang)
l (wie oben so unten) oder al (alle).

Pyramide zerpflückt:
„Py" für „Pi", steht für 3,14; das ist eine bekannte Kreiszahl,
die zum Bau der Pyramiden eine erhebliche Rolle spielte und
auch heute noch aktuell ist.
Ra steht für Gott Ra;
Mid für Mind für Geist oder Mitte, die Zentrale, also der Kern.
(Hier haben wir das Auge des Horus und diese Ähnlichkeit
mit dem Thalamus). Unser Sonnensystem liegt auf einem
Spiralarm unserer Galaxis, der Milchstraße.
Das Wort Spirale auseinandergenommen heißt: S für Sonne,
Pi für 3,14(die bekannte Kreiszahl), Ra für den Sonnengott
„Ra" und „le" steht für Alle. Oder nur das R und „ale".

Von Alaska bis Uppsala

In den folgenden Wörtern findet man „Ala":
Thalamus (Zwischenhirn, auch „Tor zum Bewusstsein")
Aladin

Alabama

Alarm

Alaska

Alabaster (Stein, eine Variante ist Gips)

Alaun (Doppelsalz)

Alan Delong (Schauspieler)

Balance

Ballade

Balaton

Dalai Lama

Gala

Galaxis

Galabya

Guatemala

Halal (arabisch „rein oder koscher") Nimm das „H" (Wasserstoff) weg, dann heißt es „alal", was wieder „unendlich" heißt.

Galapagos- Inseln

Salamander

Samalasch (wahrscheinlich der größte und gefährlichste Vulkan)

Salami

Salam Alaikum (Begrüßung: „Frieden sei mit Euch")

Salam (arabisches Wort für Frieden)

Salat

Palast

Palästina

Palatschinken

Mandala

Malaga

Malaysia

Malawi
Kalahari-Wüste
Kalabrien
Kuala Lumpur
Koala
Uppsala
Kabbala

Es sieht so aus, als sei das „Ra", (der Sonnengott) vor
unserer Zeit (vor Chr.), das „Ala" ab „unserer Zeit""(nach
Chr.).
Das "Ra" finden wir im indischen Gott „Rama", in Rabbi wie
in Ramadan (das hat drei „a" im Wort). Und so geht das
weiter. Piramesse, Hauptstadt von Ramses dem 2.(1278 vor
Christus)

Vater und Mutter

Zeichne, per Hand auf ein Blatt Papier, ein großes „M" wie
Mensch oder Mutter. Englisch heißt das „Mother".
Das V von Vater passe in die Spitze des „M" ein.
Also „befruchtet" der Vater die Mutter.

Der Vater (das Wasser), befruchtet die Mutter (die Erde). Die
Sonne ist der Dritte im Bunde.
Zerpflücke den Namen „Jesus".
„Je" ist Französisch, heißt auf Deutsch: „Ich".
„Suis" ist Französisch, heißt auf Deutsch: „Bin".

Gott sagte: „Ich bin, der ich bin". Das heißt französisch: „Je suis qui je suis". Das Wort zusammen heißt: Jesuis. Ähnelt sehr „Jesus".
Das "qui" hört sich an wie "Chi" was "Geist" oder "Energie" bedeutet.
Zerpflücke das Wort „Jerusalem".
„Je" französisch, heißt auf Deutsch: „Ich".
„Ru" für Gott Ra, oder Re, manchmal Ru.
„Salem" klingt wie Shalom, was „Frieden" heißt. Zusammen heißt das:
„Ich, Ra des Friedens".

Ähnlichkeiten und Zusammenhänge zum Nachdenken:

- Aton und Atom. Aton ist ein altägyptischer Sonnengott.
- Ein Atom mit Atomkern könnte man vergleichen, mit der Zelle und seinem Zellkern.
- Die Zelle mit Zellkern vergleichbar mit unserer Sonne und den Planeten.
- Die Zelle also vergleichbar mit unserem Sonnensystem.
- Die Erde besteht zu 70% aus Wasser, sie hat einen Erdkern und Erdöl und Metalle und alles, was in der Erde ist.
- Die Zelle besteht zu ca. 70% aus Wasser, sie hat einen Zellkern und Organellen, die darin „schwimmen".
- Der Mensch besteht zu 70% aus Wasser. Er hat eine Hülle, die Haut. Die besteht aus mehreren Schichten. Er hat mehrere Organe und Knochen.
- Unser Sonnensystem besteht nach meiner Meinung zu 70% aus vielleicht Plasma, oder wie Wissenschaftler sagen: „Dunkle Energie" und „dunkle Materie".

Nochmehr Ähnlichkeiten.

- Der Thalamus ähnelt dem Auge des Horus.
- Oder der Name einer Insel, eines der größten Vulkane, der
seine Asche bis 60 000 km hoch ins Weltall schleuderte.
Eine Insel heißt „Thera" (heute San Turin). Nimmt man das
Wort auseinander, dann heißt das englische „The" übersetzt
„Der", und „Ra" ist der Gott Ra.
Thera ist auch eine Gattung der Schmetterlinge. Wie jeder
Mensch weiß, wird aus einer Raupe ein Schmetterling. Das
könnte man so „weiterspinnen".

Sicher hörte jeder Mensch schon von der „Mutter Theresa".
Sie war eine indische Ordensschwester, Missionarin und
Nobelpreisträgerin. Vom Papst wurde sie 2016
heiliggesprochen. Es gibt so vieles, worüber man
nachdenken sollte.
Jedes Wort hat „Gewicht". Jeder Name hat eine gewisse
Magie.
Das Wort Therapie auseinandergenommen heißt Thera und
Pi. „The" ist Englisch. Deutsch heißt das „Der". Ra, natürlich
Gott Ra.
Mit den Gesetzen, die Moses von Gott erhielt, brachte er den
„Verstand" zu den Menschen.

So auch die folgende Tafel der chemischen Elemente.
Unglaublich interessante Ordnungszahlen der Tafel der
chemischen Grundelemente (Periodensystem der Elemente
nach Mendelejew)

Die Quersumme ist die Summe aus allen Zahlen. Zum Beispiel: Die Quersumme von 23 ist 5, die ergibt sich aus „2+3=5". Die Quersummen gibt es nur bis 9; die Quersumme der 10 ist 1; die „0" wird einfach weggelassen.

Die Quersumme der 118 Grundelemente ist 10, also 1;

Das erste Grundelement H, Wasserstoff Ordnungszahl 1;

Der erste Buchstabe im Alphabet ist A, also der Anfang, die 1 ist das Höchste (Gott).

Ra ist Radium, wurde von Radius abgeleitet und hat die Ordnungszahl 88, (die steht für „unendlich"). Die Quersumme ist die „7", die Magier dem Jupiter und Gold zuordnen. Gd, Abkürzung für Gadolinium, hat die Ordnungszahl 64, die Quersumme heißt 1; die entsteht aus: 6+4=10. Die „0" weg ist 1;

Pd, Palladium, hat die Ordnungszahl 46, die Quersumme ist 1;

Die "9" wird Jesus zugeordnet. 9+1=10; die „0" weglassen ist wieder die „1".

"S" ist Schwefel, hat die Ordnungszahl 16, Quersumme 7;

"O" steht für Sauerstoff (Oxygenium) mit der Ordnungszahl 8;

"N" ist Stickstoff und hat die Ordnungszahl 7 auf der Tafel, "Ne" ist Neon und hat die Ordnungszahl 10. Das ist ein Edelgas. Die 4 zusammen, ergeben das Wort „SONNE".

Es gibt ein „Es", hat die Ordnungszahl 99 (Einstein), Quersumme 9, (Jesus).

Und ein „Si", zugeordnet der Ordnungszahl 14, hat die Quersumme 5 (Mars, Kampf). Das „Er", zugeordnet der Ordnungszahl 68, hat die Quersumme 5 (Mars, Kampf). Das sind nur Anregungen zum Nachdenken.

Jeder Mensch braucht eine gewisse Ordnung

Das steckt einfach in der Natur, nicht nur des Menschen.
Frauen aber können Männer nicht verstehen. Im 20.
Jahrhundert geriet diese Ordnung auffällig aus den Fugen,
vielleicht so, wie das Magnetfeld der Erde.

Ich bin ein sehr gläubiger Mensch. Aus diesem Grunde
verstehe ich, warum Frauen im Islam neutral den Männern
gegenüberstehen. Heutzutage, in unserer Gesellschaft, steht
die europäisch gekleidete Frau gleichberechtigt dem Mann
gegenüber. Sie verdreht den Männern, ob unbewusst oder
nicht, ob verheiratet oder nicht, den Kopf. Das macht die
Männer doch verrückt.
Frauen aber, können Männer nicht verstehen. Männer
werden schon seit ihrer Kindheit auf der Straße sichtbar
übersättigt von schönen Frauen.
Ich halte nichts von der Brutalität und von den Verbrechen
der „IS" und distanziere mich davon. Ich hoffe, dass die
heutige Generation den wahren Glauben wiederfindet. Die
Kinder sollten im Religionsunterricht schon erfahren, dass
alles seine Ordnung hat.

Ob der Koran den Muslimen oder die Bibel den Christen. Ich
las die Bibel, und dass die Frau dem Manne untertan sein
sollte. Ich bin der Meinung, wenn der Mann seine Frau (oder
Partner) liebt, dann lässt er sie bis auf eine Stufe zu ihm
hoch. Einer steht immer eine Stufe höher, immer! Stehen
zwei auf einer Stufe, gibt es immer ein „Tauziehen". Solche
Beispiele findet man in der Politik.

Einmal, nach Feierabend, sprach mein Freund ein ernstes Wörtchen mit mir. Ihm gefiel nicht, wie offen und unbeschwert freundlich ich die Männer in seiner kleinen Kneipe bediente, mit ihnen redete und insgesamt mit ihnen umging. Er sagte: „Die Männer könnten meine freundliche Art „anders" verstehen, es sind eben Männer!" Ich war mir aber keiner Schuld bewusst.

Seine mahnenden Worte in meinem Hinterkopf, benahm ich mich distanzierter gegenüber den Männern und wir hatten zehn wundervolle Jahre bis zu seinem Tod.

Der Ursprung aller Heilung

Oma mutterseelenallein in Kairo und der Sprache nicht mächtig. Getrieben von meinem Wunsch, einmal die Pyramiden zu sehen und ihnen ganz nahe zu sein, ersteigerte ich bei eBay ein Flugticket für 102 € nach Kairo. Eigentlich für Zwei Personen, aber keiner wollte, ohne eine Hotelbuchung und auf „Gutglück", mit mir nach Kairo fliegen.

Das Flugticket für 102 € war Hin- und Rückflug, der Rückflug war erst in 21 Tagen. Um das Ticket auf 5 Tage umbuchen zu können, hätte ich 400 € bezahlen müssen.

Erzählte allen Freunden von meinem verrückten Vorhaben und nun musste ich irgendwie nach Kairo. Bei einer anderen Airline buchte ich neu, da kam das Ticket hin und zurück nur 350 €. Ich rechnete einen Tag hin und einen zurück. Drei Tage Aufenthalt.

Angekommen mit einem Koffer, einem „Fresspaket" im
Rucksack, einer Kameratasche mit Kamera um die linke
Schulter und eine Tasche um die rechte Schulter und
irgendwo dazwischen über den Arm hängend noch meine
Lederjacke, kam ich auf dem Flughafen in Kairo an.

Die Hitze raubte mir fast den Atem. Abwechselnd den
Schweiß von der Stirne wischend, sortierte ich noch meine
Gepäckstücke. Da sprach mich ein freundlicher Ägypter an
und fragte, ob ich ein Taxi brauchte. Ich verstand nur „Taxi"
und nickte. Vorsichtshalber gab ich dem Taxifahrer aus
meinem Notizheft mehrere billige Hotels in Kairo zur
Auswahl. Der Taxifahrer lachte, als ich ihm geräuschvoll
rüberbrachte, dass ich, falls er kein billiges Hotel findet, in
einem Stall übernachten könne. Wir fuhren fast durch ganz
Kairo, ehe der Taxifahrer nun endlich ein Hotel fand.

Klamotten runter und duschen, das war alles eins. Endlich
wieder Mensch! Nun einen köstlichen Kaffee am Nachmittag!
Meinen Reisewasserkocher, Zucker, löslichen Kaffee und
Sahnepulver hatte ich alles mit. Nun musste ich außer Haus,
um Wasser zu kaufen. Im Hotel verstand keiner deutsch und
außer einer Rezeption gab es nur Zimmer. Leitungswasser,
das weiß jeder, sollte man in dieser Gegend nicht trinken.
Um das Hotel wieder zu finden, merkte ich mir die Kreuzung,
ein riesiges Schaufenster mit Galabaya. Das sind Festkleider
der Ägypter, klingt wie Gala... und baya. Nicht zu verfehlen,
gleich neben der Bank mit den bewaffneten Polizisten.

Nach drei Kreuzungen steuerte ich auf einen Kühlschrank mit
einer gläsernen Tür, der mitten auf dem Fußweg vor dem

Geschäft stand. Auf die Flasche Wasser zeigend fragte ich
den Verkäufer nach den Kosten. Ich gab Ihm das geforderte
Geld. Dabei überlegte ich mir, ich brauche doch Wasser für
Kaffee, meine Suppen zum Übergießen und zum Trinken
brauche ich auch noch Wasser. Ich zeigte dem Verkäufer,
dass ich noch eine Flasche kaufen möchte. Der schüttelte
mit dem Kopf und sagte dann: „No!".
Verzweifelt stampfte ich mit dem rechten Fuß. Ich brauche
noch so eine Flasche! Na toll, der versteht nicht, dass ich
noch eine Flasche kaufen will! Wahrscheinlich denkt der, ich
wollte zwei für einen Preis. Nach einem kurzen Wortwechsel
tippte mir ein Engel von hinten auf die Schulter und fragte auf
Deutsch: "Gibt es hier Probleme?"

 Der Engel heißt Hassan und wir kauften noch eine Flasche
Wasser, sogar Kleingeld bekam ich vom Verkäufer zurück.
Hassan, ein zierliches Figürchen, eine Mischung von einem
Schuljungen und einem Studenten, ich fragte ihn: "Hast du in
Deutschland studiert, dass du so gut deutsch sprichst?"
„Nein, aber ich war vier Jahre verheiratet mit einer
Österreicherin und in Frankfurt besuchte ich meine Freunde.
In welchem Hotel wohnst du?", fragte er mich.

„Ich wohne im Kairo Palast, das ist ein Hotel drei Kreuzungen
von hier, in der ersten Etage. Aus dem Zimmer kann ich die
sehr belebte und sehr laute Kreuzung überblicken.
Menschen rennen zwischen den hupenden Autos über die
Straße, ein Polizist regelt trotz der Ampel, pfeifend den
Verkehr. Hab schon überlegt, mir ein anderes Hotel zu
suchen, aber wenn ich die Sprache nicht spreche, wie will ich
ein anderes Hotel finden?"

Hassan lachte und entführte mich zu Dina, wir tranken jeder einen Kaffee. Er übersetzte mir, dass ich hier bei ihr im Hostel nur acht Euro pro Nacht in einem Sechsbettzimmer bezahle. Ich kann aber auch ein Doppelzimmer haben.

Nun hatte ich doch schon geduscht und meine Klamotten waren auch noch im Palast. Ja gern, aber die eine Nacht werde ich im Palast überleben.
Zerstochen von Mücken holte mich Hassan, nachdem ich die eine Nacht im Palast bezahlt hatte, so gegen 10:00 Uhr vor dem Hotel mit meinen Klamotten zu Dina ab, das sind nur drei Gehminuten vom Kairo Palast entfernt.

Am Anfang des langen Korridors war die Rezeption. Anschließend die Gemeinschaftsküche und nebenan das Bad mit Dusche und Toilette, anschließend die Zweibettzimmer. Am Ende des Korridors war der geschmackvoll eingerichtete Aufenthaltsraum, wo die Tür in das saubere helle Sechsbettzimmer führte. Ich war aber froh darüber, dass ich alleine wohnte, gerade weil ich schnarche, da weiß man nicht, was die anderen machen würden. Die Dusche war sauber und freundlich, kein Vergleich zu dem Zimmer im Kairo Palast, wo der Eingang zur Dusche, so schmal war, dass ich als "Normalo", die Dusche nur seitlich betreten konnte. Zum Glück bin ich auf der Stufe in und aus der Dusche nicht ausgerutscht und hab mir nichts gebrochen. Ich war sehr froh, dass Hassan mir begegnete. Er war fast jeden Tag gegen 10:00 Uhr zur Stelle, denn ohne Hassan wäre ich verloren gewesen.

Die Mumien im ägyptischen Museum besuchte ich alleine. Er
erklärte mir, ich brauche nur drei Kreuzungen laufen. An der
Kreuzung, wo ich das Wasser kaufte, dann nach rechts die
Straße gerade aus bis zu einem großen Hotel und dann sehe
ich schon das ägyptische Museum. Gesagt, getan. Ich war
drin und fand mich auch zu der Straße zurück, wo die
arabische internationale Bank war. Ich musste aber noch die
Gasse gegenüber dieser Bank finden. Ich lief ein paar Mal
auf der Seite gegenüber der Bank auf und ab, an dem
Bäckerstand vorbei, aber die Gasse war verschwunden.

Mein Blick schweifte immer gleich zu diesem Stand. „Nein,
sagte ich mir, ich hatte andere Sorgen wie jetzt ans Essen zu
denken. Ich musste erst mal die kleine Gasse finden". Eine
nette Taxifahrerin, die am Straßenrand auf einen Gast
wartete, bemerkte, dass ich mich verlaufen hatte, sie fragte
mich auf Englisch, ich verstand kein Wort. Zum Glück hatte
ich die Visitenkarte von „Dina's Hostel" mit. Sie rief mit ihrem
Handy dort an und ich stand eigentlich schon vor dieser
Gasse. Zum Glück kam Dina's Hotelboy hinter dem
Bäckerstand aus der Gasse und ich war gerettet.
Hassan übersetzte meiner Dina, dass ich unbedingt zu den
Pyramiden will. Dina bestellte mir für Sonntag früh ein Taxi
und der Taxifahrer ist den ganzen Tag nur für mich da. Klingt
gut.

Auf der Fahrt nach Giza versuchte der Taxifahrer, ein netter
älterer Herr, mir die Geschichte von Giza zu erzählen. Doch
hat er mir, so in etwa, was von meinem Schulenglisch
hängenblieb, alles nur erahnen lassen.

Angekommen in Giza beschlich mich ein wenig Angst, als ich zwischen den Kamelen aus dem Taxi stieg. Nun übergab mich mein Taxifahrer an einen Kameltreiber und einen zwölfjährigen Jungen, der sicher auch das Kamel führen lernen sollte.

„Ach du kriegst die Tür nicht zu! Ich steige doch nicht auf das Kamel, nein!"
Wer "a" sagt, der muss auch "b" sagen, so flüsterte eine Stimme in mir und ich stieg mutig auf das liegende Kamel. Festhalten konnte ich mich nur an einem Knauf vorn am Sattel, der für beide Hände gedacht war. Das Kamel erhob sich zuerst mit seinem Hinterteil. Kreischend klammerte ich mich an diesen Knauf, ich drohte nach vornüber zu fallen. Meine Hände waren nass vor Aufregung. Ich saß nun endlich auf dem Kamel und wir wackelten über den steinigen Boden des Dorfes. In der Wüste begegneten uns nur zwei Touristen, die es wagten, die große Tour auf den Kamelen zu reiten. Die kleine Tour nehmen die Busse mit den Touristen.

Der Weg zu den Pyramiden wollte gar nicht enden. Die Pyramiden waren noch nicht zu sehen und mir war nicht zum Lachen. Eigentlich wollte ich absteigen, aber wie komme ich dann wieder hoch? Mein Po schmerzte schon ein wenig und meine Hüften wurden immer steifer. Also blieb ich oben sitzen und war fasziniert von den gigantischen Pyramiden. Die Sphinx küsste ich bildversetzt, der Kameltreiber drückte auf den Auslöser meiner Kamera, was ein sehr schönes Bild geworden ist.

Noch in der Wüste, ich sah schon die Busse der Touristen, verlangte der Kamelführer von mir 10 Euro. Entsetzt sagte ich: „Sie lassen mich, nachdem ich das Geld gezahlt habe, vielleicht mitten in der Wüste stehen". Er lächelte und klärte mich auf. Das Geld ist für den Jungen, er müsse damit die Familie ernähren. In Ägypten gibt es keine Sozialhilfe. Jedes Familienmitglied muss seinen Beitrag zum Leben beisteuern. Ob es Schuhe putzen oder Kamel führen ist. Irgendwie verstand ich und gab ihm das Geld.
Die Ägypter sind ganz ehrliche Menschen. Ich liebe dieses Land und die Leute.

Endlich, mein Taxi wartete schon auf mich. Wir lagen gut in der Zeit und so setzte mich der Taxifahrer noch vor dem Papyrusmuseum ab. Sehr interessant diese Bilder auf Papyrus. Die Szenen handeln von der Geschichte Ägyptens, ihren Göttern und Pharaonen.

Diese Ähnlichkeit mit meiner Behandlung

Ein Bild faszinierte mich besonders. Auf dem etwa zwei Meter breiten Bild mit mehreren Personen oder Göttern, bannten mich nur die in der Mitte stehenden zwei Frauen. Die Frau auf dem Bild links, hebt ihre Hände in Brusthöhe mit Abstand in Richtung der anderen Frau mit dem rückwärts gebogenen Körper, ihre Nase schaute in den Himmel.

Eine Szene, die ich von meinen Behandlungen kenne. Die gleiche Szene sah ich zwei Monate vorher auf einer Nilkreuzfahrt, bei einem Ausflug in einen Tempel. Auch in anderen ägyptischen Tempeln sah ich schon mehrfach Szenen mit angewinkelten, erhobenen Händen. Als ich unseren Reiseführer, der selbst Ägypter war, daraufhin ansprach, sagte er mir: „Das ist eine Abwehrhaltung". Ich klärte ihn auf:

„Genau so funktioniert meine Behandlung!"

Das sieht aus, als heilten die alten Ägypter früher genauso wie ich heute mit meinen Händen. Andere Zeichnungen handelten, meiner Meinung nach, von Stromerzeugung. Da ich niemanden fragen konnte, sah ich mir nur alles an.

Den letzten Tag bummelten Hassan und ich durch die Stadt. Eine willkommene Abwechslung zu meinen Suppen, wir aßen in einer Gaststätte, was er sehr genoss.

Im Teehaus wollte Hassan nicht wieder raus, die Wasserpfeife hatte es ihm angetan. Ich musste dann schon drängeln. Am liebsten hätte er ein Zimmer gemietet für uns beide, um mit Wein Abschied zu feiern. Na, aber! So gern wie ich ihn hab, er ist doch nur mein Engel, der mich gerettet hat.

Hier mein Fazit als Gedicht:

Gott ist die Natur, die Sonne und die Liebe.

Gott ist die Sonne, mit ihr kam das wärmende Licht.
Gott ist das Wasser, das Licht sich darin bricht.

Mit dem Wasser kam das irdische Leben,
mit ihm die Liebe und das Wort.
Gott schenkt uns Liebe an jedem Ort.
Achte das Licht, das Wasser und die Liebe, und führe sie ewig
fort.

Die Sonne, sie Dein Herz erwärmt, das Wasser, das uns kühlt.
Das Wort, das von der Liebe schwärmt, die Liebe, die Du
fühlst.
Achte das Licht, das Leben und die Liebe,
dann bist Du Gottes Sohn.
Die Sonne, sie bleibt ewig, wie Gott auf seinem Thron.

Brigitte Goldbach, am 6. Januar 2018